人体阴阳实质论

主　编　何复东　刘　美　严兴海

全国百佳图书出版单位
中国中医药出版社
·北　京·

图书在版编目（CIP）数据

人体阴阳实质论/何复东，刘美，严兴海主编．—
北京：中国中医药出版社，2023. 10
ISBN 978－7－5132－6605－5

Ⅰ. ①人…　Ⅱ. ①何…　②刘…　③严…　Ⅲ. ①阴阳－研究　Ⅳ. ①B2

中国版本图书馆 CIP 数据核字（2020）第 265140 号

中国中医药出版社出版
北京经济技术开发区科创十三街 31 号院二区 8 号楼
邮政编码　100176
传真　010－64405721
河北品睿印刷有限公司印刷
各地新华书店经销

开本 880×1230　1/32　印张 7. 75　字数 139 千字
2023 年 10 月第 1 版　2023 年 10 月第 1 次印刷
书号　ISBN 978－7－5132－6605－5

定价　49. 00 元
网址　www. cptcm. com

服 务 热 线　010－64405510
购 书 热 线　010－89535836
维 权 打 假　010－64405753

微信服务号　zgzyycbs
微商城网址　https://kdt. im/LIdUGr
官 方 微 博　http://e. weibo. com/cptcm
天猫旗舰店网址　https://zgzyycbs. tmall. com

如有印装质量问题请与本社出版部联系（010－64405510）

《人体阴阳实质论》

编　委　会

主　编　何复东　刘　美　严兴海

副主编　何　茁　糟玉琴　王冠峰　杨宇玲

苏　琦

编　委　袁千惠　耿　萍　张　颖　丁国宁

陈晶晶　王永强　朱琳琳　陈梓彬

林志茂　朱瑞昌

序　一

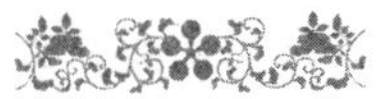

阴阳应象处处有，

人体阴阳层层疑，

千年追寻千年谜，

一朝破解一天地！

《人体阴阳实质论》进入三审，老师非常高兴，他特别看重此书的出版，尤其是能在中国中医药出版社出版。因为此书的出版是对他几十年来受其老师嘱托，在医学理论与实践中苦苦探索人体阴阳实质的一个阶段性总结。

名不正则言不顺！阴阳为人所熟知的范畴是一个哲学概念，阴阳者一分为二也，代表了宇宙万物对立统一的两个方面，是一个形而上学的概念。而我们所讲的是中医人体阴阳之象的实质，更准确的说是人体在生理病理状态下阴阳之象的实质，亦即物质基础。

阴阳在人体生理病理状态下的外在表象，数千年来一直是困扰中医的一个谜团。古人囿于当时的科技条件，观察到了人体外在之象的阴阳属性，但却无法从物质层面找出支配人体阴阳之象的实质。所以感叹到，阴阳者，有名而无形！但从辩证唯物主义哲学来讲，本质是事物的内部联系，是决定事物性质和发展趋向的内在。现象是事物的外部联系，是本质在各方面的外部表现。本质和现象是对立统一关系。任何事物都有本质和现象两个方面。世界上不存在不表现为现象的本质，也没有离开本质而存在的现象。所以，哲学上形而上学的阴阳概念，如果用来说明具体的客观现象，那这种现象的背后必然有与之相应的实体。由此推之，人体生理病理状态下阴阳之象，既有其外象，必有其内质，必有人体阴阳之象产生的物质基础。那么这个物质基础、这只在人体内操纵阴阳之象的神秘之手又是什么呢？这个问题在数千年前囿于当时的科技条件无法回答，现在对人体的研究已经进入分子生物学时代，那么操控人体阴阳之象的神秘之手还是有名而无形吗？这一直是困扰老师的问题。为了找到这个神秘的操控之手，老师数十年来精勤不倦，博览群书，着意留心相关方面的资料，购买、订阅的资料汗牛充栋，装满了家中三层的数间书屋。老师仅2019年度订阅杂志、报纸的费用就达到了9000多元。功夫不负有心人，蓦然回首，那人却在灯火阑珊处！

我和师弟刘美在2017年有幸成为了老师第六批全国老中医药专家学术经验继承工作继承人。老师在我们跟师之初便对我们说，这三年他想将找到人体阴阳之象的实质作为我们研究的重点。老师说，他自己思考了这么多年，已经感觉到了人体阴阳之象背后的那只支配之手，但还需要通过进一步的思辨、凝练，使其成为一种可以文字表述的概念。说实话，初听老师讲到“破解阴阳”四个字，我觉得实在不可理解，不可思议！但以往的经历告诉我，对于初次接触的、囿于自己认知水平而不能理解的新鲜事物与观点，不要急于轻易否定，而是要保持一种审慎的态度，拥有一份尝试的心态，抛弃思维定势，去深入了解与认识。最终你会发现，结果可能与你先入为主的看法完全不同！有了这样的认识，对事物的深层次认知水平才会达到新的境界，新境界的风景确实很不一样……

王国维在《人间词话》中分别从晏殊、柳永、辛弃疾作品中提炼出三句词去说明做学问的三个境界。“昨夜西风凋碧树，独上高楼，望尽天涯路。”初听破解阴阳一脸茫然，不知老师所云为何物，信心时起时落。“衣带渐宽终不悔，为伊消得人憔悴。”静下心来，老师为我们讲解他的思路，为我们提供他收集并整理后的资料让我们认真学习。通过学习逐渐明白了，老师破解的阴阳是指对人体阴阳之象的物质基础的探索，并不是虚无缥缈的。这个认识虽然现在讲起来仅是一句话，但当时为了明白这一句话，确实经历了许多痛苦的思辨，肯定、否定、否定之否定……终于“众里寻他千百度，蓦然回首，那人却在灯火阑珊处。”我们在老师的引领下，将老师心中感觉到的那只人体阴阳之象背后的神秘操控之手，用文字表达了出来——这只操纵之手就是遍布人体，无处不有处处有，无处不到处处到的神经－内分泌－免疫网络！

2018 年 9 月初，何复东老师《破解阴阳——人体生理病理状态下阴阳表现的物质基础》的论文，在贵州贵新安区举办的中华中医药学会中医基础理论分会年会上被录入会议论文集。老师受邀在大会作了学术交流发言。在大会上老师宣读了他通过几十年探索对人体阴阳之象实质的观点，受到广泛的关注。2019 年 4 月该论文在《中医临床研究》杂志发表。

千里之行始于足下，不可否认的是，老师人体阴阳之象实质观点的产生，是以文献研究与思辨分析为基础，这个新的观点就像刚出生的小树苗，还显得稚嫩与单薄。但“鹰隼试翼，风尘翕张；奇花初胎，矞矞皇皇；干将发硎，有作其芒”！老师的观点，能够从新的角度找到中西医结合的结合点，人体生理病理状态下阴阳抽象概念的形象化、具体化，使我们更容易通过形象思维去理解、掌握中医理论中抽象概念所具有的深刻内涵，对许多玄而又玄的理论产生拨云见日、如醉之醒、豁然开朗的感觉，对于贯穿中医理法方药体系的阴阳理论有全新的理解，并能以此为切入点将其用于中医理论及临床实践当中。

没有任何学说一产生便是无缝钢管，老师人体阴阳实质的观点也是如此，本书各篇是在重要观点表述之后，老师名医工作室弟子分篇书写而成的。每个人对此观点的理解深浅程度并不一致，故全书各篇对主要观点的延伸阐述深度因认识水平的不同而有差异，但瑕不掩瑜。今日《人体阴阳实质论》的出版，更多的是希望能够与广大同道分享老师的观点，抛砖引玉，听到不同的意见，通过中医同道的批评、指正，甚至是责难，使我们能够不断思辨、愈辨愈明！达到对人体阴阳之象实质认识的新高度！

严兴海

2022 年 10 月 26 日

序　二

吾师何复东先生，祖籍湖南，从事中医诊疗工作近60载。2012年、2017年先后两次被国家中医药管理局确定为全国第五、第六批全国老中医药专家学术经验继承指导老师。老师早年师从丁济华、陈苏生、朱馨伯、张绚邦等中医名家，是新中国在新疆培养的第一批中医人（共毕业36人），老师说因为当时特殊的时期使得内地一批名医来到新疆，自己有幸能得到口传心授，延承他们的辨证论治思想及临证经验，何老时常感念老师们给他的教诲，为自己将一生志向付于新疆中医事业打下了坚实的根基。

何老在新疆中医学院毕业后被分配到新疆吉木萨尔县红旗农场，成了当地一名地地道道的中医医生，自此开启了自己的行医生涯，白天临证，晚上研读经典医案。经历了“文革”，并被划为“地富反坏右”，期间不能行医，不能“乱说乱动”，但何老没有消沉，思想上始终坚信党组织，行动上热衷自己的中医事业。在自己办公室将潜心学习中医经典《黄帝内经》《伤寒论》《温病条辨》作为自己的全部精神世界，用老师的话说“我对着黄帝高声辩论，对着张仲景手舞足蹈”，苦中作乐。经历那段如火如荼的岁月，迎来了改革开放，老师曾为昌吉州吉木萨尔县中医医院院长、昌吉州中医医院“首席中医专家”“昌吉州拔尖人才”。1985 年受邀出席了中华全国中医学会第二次会员代表大会，并受到党和国家领导人的亲切接见。

老师历来嗜书如命，只要自己喜欢的书，宁可不吃饭也一定要买，认为书是自己的“生活必需品”、书是自己的“颜如玉”。他深知通过书可以和古圣先贤交流思想，可以和医界名家交流对话，可以通过书本学习查找弥补自己的不足，多年下来老师藏书数万册，家人戏称“泛滥成灾”，在这个数字化时代，老师因不善应用网络，仍然保持着每年投入数千元自费订阅期刊杂志、报纸的习惯，并且将其中的精华摘抄、剪贴，并且亲自将许多验案、理论临证使用后，毫无保留地讲授给自己的弟子。老师性格耿直，在学术上较真钻研，在精研中医的同时，又能虚心接受西医科学先进学术理念，这点有别于传统眼光中的“老中医”，凭借自己对中医药深信不疑的醉心热爱、刻苦顽强的博学钻研、乐在其中的临床摸索，擅长治疗各科疑难杂证，形成了自成一体的学术思想和临床经验，虽然退休多年，但作为一名老中医，始终以“俯首甘为孺子牛”的奉献精神在临床一线发光发热，带领医院一批又一批的中医成长、成熟、成才。

正是因为老师嗜书如命、甘愿坐冷板凳治学的精神，促成了他对中医阴阳学说问题的现代思考，认为“神经-内分泌-免疫网络”理论能把中医阴阳现象在人体所呈现的实质解释清楚，能将人体生命所表现的规律对照互参。为此，何老率先向昌吉州中医医院何复东工作室团队提出了“破解中医阴阳”命题，经过团队成员上下一心，深入查阅文献，讨论论证，临证实践，精炼提纯后形成了关于何复东“破解中医阴阳”学术理论，并整理撰写成《人体阴阳实质论》一书，书中全面系统阐述了老师“破解中医阴阳”的理论及临床应用。何老认为，中医学是现象医学，从《素问·阴阳应象大论》引出阴阳表达的“象”即为现象，而象必有物，“有诸内者，必形诸外”。中医辨证之证，正是人体生命自然所呈之象。何老认为，中医学是一门“现象医学”，而作为中医理论基石的“中医阴阳学说”中阴阳之“象”，其“物”为何？数千年前的《黄帝内经》限于当时的科技水平，未能找到具体的“物”，故而诚恳客观的发出了“夫阴阳者，有名而无形”的感叹，但目前已是21世纪生命科学高度发达的时代，如何能找到阴阳之象背后的“物”成为关键，也是能让现代医学所理解认可的关键。通过何老多年深入研究中医阴阳学说及现代神经内分泌免疫学理论，并结合现代实验研究成果——沈自尹院士“肾本质”研究，认为中医人体生理病理状态下阴阳所表现的物质基础（“物”）正是自主神经系统调控的遍布全身的神经-内分泌-免疫网络，其中能量消耗型的活动性神经——交感神经调控阳性表现，保存恢复能量型的休息性神经——副交感神经调控阴性表现，中医人体的阴阳是现象，而神经－内分泌－免疫网络是阴阳现象的实体。该创新理论让人体生理病理状态下的阴阳抽象概念更形象化、具体化，会使得我们更容易通过形象思维去理解、掌握和应用中医理论。

何老认为，中医学、西医学各有所长，其结合、融合是必然之势，作为现象医学的中医和实体医学的西医殊途同归，其宗旨都是为了提升人类的健康水平和抵御疾病的能力，并希望以自己“破解中医阴阳”的课题为契机，呼吁中医界同仁传承中医，守正创新，紧跟时代科技发展步伐，更好地服务患者。很庆幸，通过昌吉州中医医院何复东工作室团队倾心付出，《人体阴阳实质论》一书能够如期付梓，了却何老一生的心愿，并能把自己对中医耕耘多年所得向全国的读者分享，但每个理论的创新难免有异议，有争辩，鼓不敲不响，理不辩不明，真理越辩越明，希望各位读者能提出宝贵意见，以便我们更好完善。

最后，感谢在《人体阴阳实质论》一书基础理论、总纲、后记部分撰写及全书审定中辛勤付出的何复东老师。老师虽年近八旬，但体魄爽健，愿何老福寿康宁！感谢参与本书编写过程中辛勤付出的我的师兄严兴海及工作室团队其他成员何茁、糟玉琴、王冠峰、杨宇玲、苏琦、袁千惠、耿萍、张颖、丁国宁、陈晶晶、王永强、朱琳琳、陈梓彬、林志茂、朱瑞昌，愿工作室团队成员再接再厉，能为传承挖掘何老学术思想再立新功，同时感谢为《人体阴阳实质论》题写书名的书法家丁彦平先生、设计封面的王童先生，希望本书出版后对中医同道有所启发，嘉惠后学。

刘 美

2021 年 1 月 12 日

前　言

阴阳是中医学的根，它贯穿于中医从理论到临床的全过程。阴阳在人体中表现为对立统一、互根互用、相互转化的关系。阴阳在人体的具体应用表现为生理——阴平阳秘（精神乃治）；病理——阴阳离决（精气乃绝）；诊断——察色按脉，先别阴阳；治疗——谨察阴阳所在而调之，以平为期。

中医学中阴阳从生理、病理，到诊断、治疗，贯穿于人体生命活动的全过程，数千年来为中华民族生生不息、繁荣昌盛做出了巨大贡献。世界上有不胜枚举的传统医学，唯中医仍能屹立于世界医学之林。然而，近百年来，曾经一度出现过废除中医、废医存药等论调，一些别有用心之人大肆诋毁中医，有灭之而后快之意，多次将中医逼入绝境。自中华人民共和国成立以来，党和国家始终将中医的传承创新作为重大发展战略，并立法保护。但时至今日，仍有人利用一切机会攻击、诋毁中医，认为中医不科学、是玄学，尤其对作为中医基础理论基石的阴阳学说怀疑攻击。究其原因，还是因为数千年来阴阳只是一个“形而上”的理论，没有“形而下”的物质基础，正如《灵枢·阴阳系日月》所言：“且夫阴阳者，有名而无形。”这在自然科学欠发达的2000多年前可以这么说，但自然科学发展至今天，我们认为任何现象都是有物质基础的，人体生理病理状态下的阴阳也应该有物质基础。本人在30年前看到《生理学》中“自主神经系统对内脏活动的调节”的图表，看到自主神经调节分为两个不同系统，即交感神经系统和副交感神经系统，两者在人体所呈现的作用，既相互拮抗制约又相互协调补充，此关系符合中医阴阳对立统一的关系。如当外界刺激机体使副交感神经兴奋性增强时，表现为心脏每搏输出量减少，血压下降，脉搏减慢，呼吸容量下降，基础代谢减低，血管扩张，出汗，流涎，膀胱收缩，肾上腺素减少，肠蠕动增加，瞳孔缩小——机体进入修整、恢复、储存能量状态；当外界刺激机体使交感神经兴奋性增强时，表现为血压升高，脉搏加快，骨骼肌收缩力增强，血循环加快，血储存减量，内脏血液循环减少，呼吸容量增加，血糖水平升高，肠蠕动抑制，肾上腺素释放增加，瞳孔扩大——机体进入抵御侵害的应激状态。副交感神经兴奋性增强时，机体自动调节到静止和休息状态，以储存营养、能量，即“阴成形”状态；交感神经兴奋性增强时，机体应激反应使机体调节到最佳功能状态，即“阳化气”状态。自主神经系统的这种调控功能，充分体现了阴阳在人体中互根互用、消长转化的特点。这些对本人研究中医人体阴阳理论产生了巨大的启发，但证据理由尚不充分。

于是我抓住这个思路，继续收集、整理、研究相关文献，经过近30年的钻研最终发现，西医学“神经－内分泌－免疫网络”理论可以阐释中医人体生理病理状态下所呈现的阴阳表现的实质，能对照互参人体生命所表现的规律。文献表明植物神经系统（或称自主神经系统）、内分泌系统、免疫系统三者，在大脑皮质和下丘脑神经中枢的整合下，三者之间存在着双向传递关系，三大调节系统共有的化学信号分子（如神经递质/神经肽、激素、细胞因子等）和受体共同构成“神经－内分泌－免疫网络”，这个网络与单一的自主神经系统功能不同。单一的自主神经系统调控不到的内脏血管、肾小管上皮细胞等，而神经－内分泌－免疫网络可以全面调控。再如，汗腺、唾液腺和泪腺不受副交感神经支配，而副交感神经在相关部位的功能则可通过网络传达指令，通过内分泌系统调节来实现。还有，刺激副交感神经出现的心率减慢、血压降低，与中医阴阳学说中人体生理病理状态下阴的属性相吻合；交感神经兴奋时出现的消化腺分泌增加，以及胃肠蠕动增加，体现了交感神经保存、恢复、储存能量的调节作用。这一基本功能更符合“阳生阴长，阳杀阴藏，阳化气，阴成形”的总功能。

在此基础上，本人将这些认识运用于临床实践，自创经验方——“葛九汤”，该方以温补肾阳药为主，能增强下丘脑中枢对机体的调控能力（人体的生理活动是受下丘脑调控实现的，如出现病理状态时，下丘脑会发出指令迅速进行调控，使机体恢复至正常生理状态；如不能调回至正常生理状态，则发为疾病，这时就需要外力助下丘脑一臂之力，以增强其调节能力，使人体恢复至正常生理状态，达到病之向愈，阴阳相对平衡）。本人传承工作室成员经过近7年的学习和临证实践应用，该方疗效显著，结合具体疾病情况灵活运用辨证之法，“观其脉证，知犯何逆，随证治之”，鲜有不效者。经过理论研究及临床反复证实，我认为人体生理病理状态下阴阳之象有实实在在的物质基础，那就是自主神经系统调控的遍布全身的神经－内分泌－免疫网络系统；而且此网络也是中医人体“经络”的物质基础。希望中医同道和各界人士对本人学术观点进行讨论，为共同发扬光大中医事业努力奋斗！

八十老翁何复东

2022年10月于昌吉市江南小镇寓所

目　录

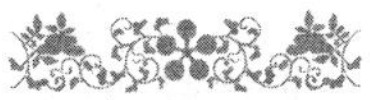

引　言

总论篇

医理篇

实践篇

附　录

后　记

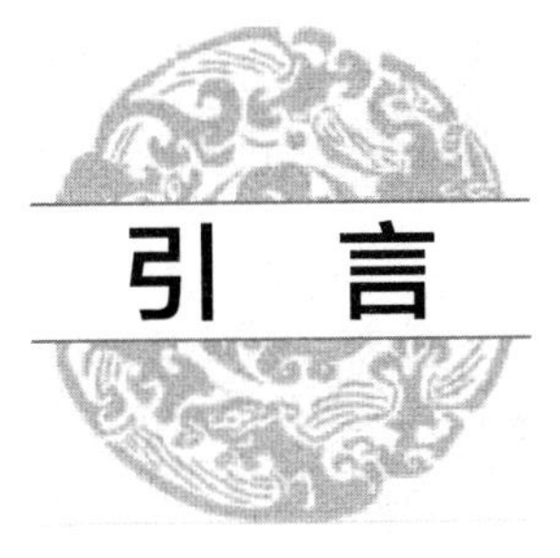

引　言

由“穷必及肾”漫谈破解阴阳的千年之路

《景岳全书》云：“五脏之伤，穷必及肾。”此语之意，是言肾乃先天之本，是全身脏腑阴阳之本。身体五脏六腑久病，必有损伤，伤及阴阳，阴阳伤久必扰及先天之肾，故言“穷必及肾”。这是病机，掌握这一病机，调治就明确了。也就是说医者调治五脏之伤，用尽各法，最后一招就是调治肾之阴阳，很多中医大家、名老中医都应用此方法。历代医家应用调治肾之阴阳之法，疗效令笔者无不叹羡，其中的代表如明代大家张景岳，著有《景岳全书》，一生善用熟地黄，人称“张熟地”，被后人誉为温补派大师。其新方八阵中第一方“金水六君煎”重用熟地黄为45g，用以治肺肾虚寒、水泛为痰之证。对此陈修园在《景岳新方砭》斥其“若用当归、熟地黄之寒湿，助其水饮……若冰炭之反……景岳以骑墙之见杂凑成方，方下张大其说以欺人”。孰是孰非，难以定夺。当代国医大师裘沛然，初亦赞同陈之理，但经临床实践后，又盛赞景岳之法，称其为“别开生面”的治法，竟能治愈用一般常法无法解决之症。裘老是海派丁氏门中仅次于丁甘仁的医学大家，是一位敢于说真话、说实话、说自己之不足、令人可敬的大家。裘老对熟地黄的感悟，是对后学的一种巨大启发——不能永远囿于辨证论治一途。不止如此，张景岳对熟地黄的应用很广，诸如外感表证、呕吐、泄泻、痢疾、水气、痰饮、肿胀、反胃等病均在用之。凡是一般医理上所认为熟地黄的禁忌证，景岳却信手拈来，毫无避忌，竟每获奇效，与众多医家相比，确有其独特之法。他不仅对真阴亏损所导致的诸症用熟地黄，同时还认为："或脾肾寒逆为呕吐，或虚火载血于口鼻，或水泛于皮肤，或阴虚而泄利，或阳浮而狂躁，或阴脱而仆地。"凡此皆熟地黄为必用之药。他还说熟地黄具有"收神散、降虚火、镇躁动、制水邪、导真气、厚肠胃"的作用，并为发汗化源之资。说明这位大家对应用熟地黄确实有独到的经验，这是过去许多医家所不逮的。笔者曾在非常棘手的危重病证中应用景岳新方而收奇功者不少。我在壮年行医时，对于张介宾滥用熟地黄深表不屑，后来随着临证增多，对景岳偏用熟地黄的方剂开始关注，并稍稍试用，往往收到可喜的疗效。可见，人体所不知道的医理奥秘委实太多。近又阅读了卢允良医生所著《补肾全息话中医》一书，书中以肾阴肾阳为核心，自创中药温通热疗法，擅用巴戟天、菟丝子、补骨脂、骨碎补、淫羊藿、杜仲、续断、桑寄生、肉苁蓉、鹿角片、女贞子、山萸肉、韭菜籽、五味子诸药。近亦读北京西苑医院张东医生的《元气神机：先秦中医之道》一书，书中仅以两个方调理元气为主，解决许多常见病和疑难病，方药即《伤寒论》中四逆汤、理中汤，药乃附子、干姜、甘草、人参、白术等味。诸如此类，名中医、老中医皆有类似绝招，他们不囿于辨证论治之常法一途，总在另开他路，以期取得更好的疗效。最终我们发现，这些中医大家在治疗疾病，尤其是内伤杂病时都会不约而同地归于从肾调治，从阴阳调治。那么作为中医理论基础的阴阳学说，如果结合人体生理病理又该如何去更加深刻地去理解中医阴阳的实质呢？试分节梳理如下：

一、阴阳者，有名而无形？

《灵枢》曰："且夫阴阳者，有名而无形。"有学者认为"中医是无形的能量科学"。为什么质疑这句话呢？这句话很难让人理解、信服。试问，物质第一性，没有物质怎么产生能量？如果反复地读《黄帝内经》就可发现，书中对阴阳的论述是很明确的，数千年来用以指导中医学习和应用，应用的临床实践也是客观有效的。祖先囿于当时的科学水平，没有找到阴阳的形，所以很感慨地说："且夫阴阳者，有名而无形。"但现在时值21世纪，生命科学研究已经进入分子基因水平，那么阴阳是否是有名无形的呢？

1. 阴阳的普遍性

人与宇宙万物、四时变化、内外环境以及人体组织结构、生理功能、病机变化及诊断治疗，皆可用阴阳来概括说明。

（1）阴阳的总纲——"阴阳者，天地之道也，万物之纲纪……”（《素问·阴阳应象大论》）。人是万物之一，在人体内阴阳也必然有像五脏六腑一样确切的物质存在，人也应之。

（2）阴阳的功用——“阳化气，阴成形”（《素问·阴阳应象大论》）。其中“阳化气”即机体应激功能，“阴成形”即能量储存功能，为达到“阳主阴从，阴阳自和”人体必有相对应的调控机制。

（3）阴阳在人体的生理性——“阴平阳秘”（动态的）（《素问·生气通天论》）。

（4）阴阳在人体的病理性——“阴阳离决”（渐进性）（《素问·生气通天论》。

（5）阴阳在人体的诊断应用——“察色按脉，先别阴阳”（《素问·阴阳应象大论》）。

（6）阴阳在人体的治疗应用——“谨察阴阳所在而调之，以平为期”（《素问·至真要大论》）。

在此基础上，张仲景对人体疾病治疗进行了补充：“观其脉证，知犯何逆，随证治之”（《伤寒论·辨少阳病脉证并治》）。

2. 阴阳的特性

（1）阴阳的全面性　《素问·宝命全形论》曰：“人生有形，不离阴阳。”指出了人体组织结构、生理功能、病机变化及诊断治疗，皆可用阴阳概括说明。

（2）阴阳的关联性　阴阳所概括的是一切事物或现

象应处于统一体中，或一切事物内部对立的两个方面。如上下、内外、气血等都是既对立又相互关联的两个方面。

（3）阴阳的规定性　阴阳的各自属性有规定性，《素问·金匮真言论》曰：“言人身之脏腑中阴阳，则脏者为阴，腑者为阳。肝、心、脾、肺、肾，五脏皆为阴，胆、胃、大肠、小肠、膀胱、三焦，六腑皆为阳。”如光明、向上、兴奋等属阳，晦暗、向下、沉静等属阴。

（4）阴阳的相对性　如阳可转阴，热可转寒。

（5）阴阳中复有阴阳　如阳中有阴，阴中有阳。如上午为阳中之阳，下午为阳中之阴。

（6）阴阳属性的灵活性　如 100℃的水相比 50℃的水，100℃为阳，50℃为阴；50℃的水相比 0℃的水，50℃为阳，0℃为阴。

3. 阴阳学说的基本内容

（1）阴阳交感　阴阳二气在运动中互相感应而交合。如，地气上为云，天气下为雨。

（2）阴阳对立　如上为阳，下为阴；日为阳，月为阴。

（3）阴阳互根　如阴在内，阳之守也；阳在外，阴之使也。

（4）阴阳消长　阳长阴消，阴长阳消，是阴阳对立制约、互根互用关系的变化，以达相对平衡。

（5）阴阳自和　“阴阳自和者，必自愈。”（《伤寒论·辨太阳病脉证并治中》)，是动态平衡。

综上所述，阴阳必须有阴阳交感、对立、互根、消长、转化、自和的功能，相应的在人体一定有一个具备同等功能的有形组织。从物质世界来讲，阴阳之“象”就是现象，遵循“道法自然”的原则，从现象顺遂事物的自然变化，来认识事物的运动规律。也就是把握现象层面的规律，以认识事物的本质。阴阳表达的是象，有象必有物，本质就是物。“有诸内者，必形诸外”(《丹溪心法·能合色脉可以万全》)。中医辨证之证，正是人体生命所呈之象，这里所说的象，是指事物在自然状态下运动变化的呈现。从内涵上说，现象是自然整体功能、信息和所有内外关系的表现；从状态上说，现象是一个过程，是事物整体联系的错综杂陈，充满变易、随机和偶然。可见，现象是事物的自然整体层面，而传统的认识论是主张透过现象寻找本质，所谓透过现象，就是排除和避开纷繁杂乱的随机偶然的联系，将瞬时变化的联系加以剥离或固定，从而提取出人们关注的要素，再加控制的条件下，研究它们之间的必然联系，这就是殊途同归。我们就是要透过中医学的“象”，找到物质本质的“实体”。如单个或少量物体发生的机械运动、物理运动、化学运动所呈现的与相关实体之间具有相对固定的对应关系，“体”有何种变化，“象”则大体有与之对应的变化，但起决定作用的是“体”。中医学遵循的藏象学说，即遵循“有诸内者，必形诸外”的规律，探索事物实体的本质。万物自然呈现的是“象”，是天地气化运行的产物，是瞬时变化，充满活力的。“象”中有无限多种的信息和能量，一部分由气转化成不稳定事物现象，一部分直接由气实现和传递。物质是实体性存在，与“象”相对，且在“象”之外，是还原论的认识成果，是去除了各种外部关系和各种不稳定因素之后的相对稳定存在物，物质实体与象有密切联系，其联系主要通过气来实现。气是无形虚体，气的实质是功能和信息，气的作用方式是气化和感应。物质是有形实体，故气所承担的功能信息和运动过程，比物质实体更根本。中医学主要研究人体生命无形的气化过程和气化规律，主张依据自然整体的功能信息来界定和理解形体器官，这在古代科技尚欠发达时，是一条不错的解决防病治病的好方法。但在科学昌明的今天，将无形和有形阐明，这才是完美的。让“象”和“体”有机地结合起来，创造新医学，再不复叹“且夫阴阳者，有名而无形”（《黄帝内经》），既然有“象”则必有“形”，有“形”才能产生“象”。

二、阳之“象”的“形”，究竟是何物？

（一）自主神经系统

自主神经系统，因为其调节内脏活动，又称为内脏神经系统（是以五脏为中心的），指由此支配那些在功能上大多不受主观意志所能控制的内脏、血管、平滑肌、心肌和腺体等器官，或由脏器和内外腺体的神经网络所组成。可将其分为交感神经系统和副交感神经系统两大类，在大脑皮质和下丘脑等高级神经中枢（中医学谓之“元神之府”）的调控制约下，对机体内在生理功能上的调整和平衡（中医学的“阴平阳秘”）以及对各种内外界环境变化的应对起着十分重要的作用（这就是阴阳的特性所概括的）。内脏器官一般都具有交感和副交感神经的双重支配（这是“对立统一”）。在自主神经系统与机体其他系统功能之间存在着极其密切而相互的依存关系（即“互根互用”），如自主神经系统损伤，不仅能引起其自身的功能障碍，还可引起其他系统相应的功能障碍，相反，其他系统疾病也可直接或间接影响自主神经系统的功能（即“相互转化”）。内脏器官一般都有交感和副交感神经的双重支配，而对同一器官的作用通常是相互拮抗的，但在整体作用上两类神经系统的活动在大脑皮质的调控下是对立统一和相互协调的，以利于对内、外环境的适应而达到平衡（即“阴平阳秘”）。交感神经的活动比较广泛，副交感神经的活动比较局限（即“阳主阴从”），当机体处于平衡状态时，副交感神经的兴奋相对的占优势，促使心跳减慢减弱、支气管平滑肌收缩、胃肠运动和消化液功能增强以及瞳孔的缩小等，有利于营养物质的消化吸收和能量的补充，利于对机体的保护。当剧烈运动或处于不良环境时，副交感神经的活动会迅速增强，促使腹腔内脏及末梢血管收缩，心跳加快，支气管平滑肌扩张增强，胃肠运动和消化液功能受到抑制，新陈代谢亢进和瞳孔散大等，调动机体许多器官的潜力及提高机体的应急能力，以应对内外环境的急剧变化和维持机体内环境的相对稳定。自主神经系统中枢包括：高级的大脑皮质、下丘脑和脑干内的交感和副交感神经核团以及低级的各脊髓髓节灰质中的侧角和前角，通过其各自的传导，传入神经纤维，进行紧密而复杂的联系和生理功能上的制约和调控（即“互根互生，相互转化”）。自主神经系统交感与副交感在功能上具有相互拮抗和协调的作用，即一个系统的功能增强时另一个系统的功能就会相应减弱，但由交感神经支配的皮肤上的汗腺、竖毛肌、血管以及肌肉内的血管、肾上腺髓质等由交感神经自身兴奋的高低进行调节。如交感神经兴奋时汗腺分泌增高，反之则减少等。以前，我们认为与阴阳的相互作用解释有欠缺，但学习了自主神经调节网络之后，上有大脑皮质中枢的协调，下有网络的递质和激素的全方位调控，所以它的调控就像阴阳调控人体一样，总是协调平衡的。因此，阴阳学说的对立统一、互根互用、相互交感、相互制约、消长转化，阴阳自和等中医阴阳学说在人体表现所具有的特色和功能在自主神经系统中都有体现。

（二）内分泌系统

内分泌系统是由人体各内分泌腺和分散于某些组织器官中的内分泌细胞所构成的信号系统。它既能独立地完成信息传递，又能与神经系统在功能上紧密联系，相互配合共同调节人体的各种功能活动，维持内环境的相对稳定，以适应内外环境的变化（阴平阳秘，天人相应）。内分泌细胞广泛分布于各组织器官以及中枢神经系统的下丘脑等中，这些内分泌腺分泌细胞依靠分泌一类高效能的生物活性物质——激素，在细胞与细胞间进行化学传递，发挥其调节作用。内分泌系统庞大，分泌的激素种类繁多，作用广泛，涉及生命过程中的所有组织器官。人的内分泌系统主要调节人体的新陈代谢，生长发育，水及电解质平衡，生殖与行为等基本生命活动，还参与了个体情绪与智力，学习与记忆，免疫与应激反应（无处不在处处在，无处不有处处有，无事不为事事为）的全方位、全覆盖。通过一些文献的学习，在神经系统调控下的神经内分泌系统，它对全身的覆盖和调节功能，完全可以与阴阳在人体的覆盖和调节功能相一致，但在免疫与应激等方面尚有欠缺。

（三）免疫系统

机体的免疫系统除了识别和清除外来入侵的抗原

（如病原微生物）外，还可识别清除体内发生突变的细胞、衰老凋亡的细胞或其他有害成分。机体的免疫功能可以概括为：

1. 免疫防御

免疫防御能防止外界病原体的入侵及其他有害物质。免疫防御功能缺如或过低，可发生免疫缺陷病；但若应答过强或持续间隙过长，则在清除病原体的同时，也可导致机体的组织损伤或功能异常，发生超敏反应。

2. 免疫监视

免疫监视能随时发现和清除体内出现的“非己”成分。如基因突变而产生的肿瘤细胞以及衰老、凋亡细胞。免疫监视功能低下，可能导致肿瘤的发生和持续性病毒感染。

3. 免疫的自身稳定性

通过自身免疫耐受和免疫调节两种主要机制来达到免疫系统内环境的稳定。正常情况下，免疫系统对宿主自身的组织和细胞不产生免疫应答，这种现象称为自身免疫耐受。赋予了免疫系统区别“自己”和“非己”的能力，一旦免疫耐受被打破，免疫调节功能紊乱，就会引起自身免疫病和过敏性疾病的发生。

由免疫系统、神经系统、内分泌系统一起组成的神经－内分泌－免疫网络，在调节机体内环境的稳定性中发挥着重要作用。神经、内分泌、免疫三大系统共同担负着调节控制机体内基本生命活动的重要作用，包括呼吸、循环、消化、泌尿生殖和防御系统（全方位、全覆盖）。三大系统在体内有着广泛的分布和作用。如神经系统以神经纤维、神经递质和神经肽支配和作用于各种组织器官，其中也包括内分泌和免疫组织器官。内分泌系统则以下丘脑－垂体－肾上腺轴控制各器官，并释放各类激素，广泛影响各组织的营养代谢、生长发育等基本生理功能。免疫系统的胸腺、脾以及遍及全身的淋巴组织及骨髓产生和释放的淋巴细胞、细胞因子、抗体、补体等一系列免疫细胞和免疫分子，通过血液循环和淋巴分布于全身各个部位，包括神经、内分泌等组织内皮（全身无处不在，与阴阳分布全身一样）。

三个系统具有共同的基本功能，即对内外环境信息的感受和传递，各类理化、生物和心理因素的刺激信息均可直接或间接地由三个系统感受和传递，且各有侧重。如神经系统感受和传递冷、热、触觉等刺激的信息；内分泌系统感受和传递发自神经和免疫的各类信息；免疫系统则主要感受和传递生物性因子，如病毒或细菌感染等抗原的刺激信息（无所不能，无所不在）。三个系统间相互联系的信息分子主要是各类神经递质和神经肽，这些信息分子是三个系统的组织共同具有的，其相应受体也广泛分布于三个系统的组织和器官中。神经系统和免疫系统都有对外界信息加以识别、储存和记忆的功能。三个系统不仅分别存在着极其严密和精细的内部调节机制，而且相互交织，由此构成的机体内多维立体调控网络，对于在整体水平上维持机体的正常生理功能和健康具有极其重要的意义（阴平阳秘）。免疫系统受神经内分泌系统的影响有其足够的生物学基础。不仅免疫器官（包括胸腺、骨髓、脾脏等）上有神经支配，而且免疫细胞上有神经递质、神经肽和激素的受体，并通过各种神经递质、神经肽、激素作为信息分子而实现调控作用。三个系统之间有着生化反应的共同语言，三个系统之间必然有信息分子的相互交换。三个系统之间以及各系统之内能够构成一种完整的生化信息调节网络或调节环境。

机体具有极其复杂的内部结构和内部活动，通过不断地进行内部调节以维持在各种环境中的自身稳定。人们对机体调控机制的认识，存在着不断进步的过程。从认识随意神经系统的作用到自主神经系统的作用，再从发现内分泌系统的调控作用到提出神经内分泌调控机制，直到现在又认识到免疫系统的调控作用，特别是这三个系统之间有不可分辨的网络联系，这是人们认识上的突破和进展，也是研究中医理论的深入和进展。

中医学核心理论有“藏象学说”，《素问·六节藏象论》中之“藏”，泛指体内脏腑；“象”是脏腑功能反映在外的征象。也可以说，中医是“象”医学，四诊所及是脏腑、经络的外在表现。而西医学从人体生理、病理到现在的分子医学，它是由外而躯体、而脏腑、而细胞、分子等层层深入的实体医学。世界上，只要有实体的物质必有其外在的现象，而外在的现象必然能找到实体的物质。比如探矿，地下深埋的矿物都是根据地表的现象矿苗找到的，没有现象的矿苗，不可能把全世界的土地翻过来底朝天去找矿，所以中医以表知里思维比西医有独特的地方。西医发现和研究的东西，中医从古代医书中能找到相应的文献，这就是中医早在几千年前把观察的现象记录下来，并对它进行辨证论治；而西医对人体的研究验证是直到今天的先进科技手段（如电子显微镜、放射线、计算机体层成像等）发现了才能予以证实。正因为如此，中医阴阳学说所述的现象已有数千年，《灵枢》曰：“且夫阴阳者，有名而无形。”而这一假设中医使用了几千年，到今天与神经－内分泌－免疫网络对照，发现它们对人体的功能作用对应性一丝不差，凡是人体，今天能看到的，能检测到的阴阳的特性和功能以及天人整体观都是神经－内分泌－免疫网络所完美呈现出来的。因此，人体阴阳的现象的实体就是神经－内分泌－免疫网络，这就是现象与实体不可分的亘古不变定律，这就是“道”，这就是现象医学和实体医学的殊途同归。

实际上西医学也在应用现象医学。比如，要给患者做一项检查，医生必须根据从患者那里得到了某种现象如症状体征做出判断之后再检查，予以证实这个实体存在的问题所在。所以，新的医学必须将现象医学和实体医学相结合才是完美医学！

三、为什么要在“肾”上下功夫？

张仲景、孙思邈、张景岳等先祖圣贤以及后世的大家、名医为什么都要在“肾”上下工夫。沈自尹是当代中西医结合大家，对肾本质进行了深入研究，发现肾阳虚证具有下丘脑－垂体－肾上腺皮质轴上不同环节（层次）、不同程度的功能紊乱，通过温补肾阳治疗后“轴”均有一定程度的恢复，补肾药可以直接作用于下丘脑，改善儿茶酚胺类神经元功能的老化，调节下丘脑－神经－内分泌免疫网络。《免疫中药学》和《中医药免疫学》都明确地提出：“已初步揭示了补肾方药（以生地、黄精、何首乌、黄芪、淫羊藿、菟丝子、枸杞子等为主）对下丘脑、垂体各层次神经递质或激素的老年性变化具有全面改善作用。”“对神经内分泌系统具有相对高效的作用。”中药能共同维持内环境的稳定，用西医学来讲，即维持平衡的生理平衡，这就是“阴平阳秘”。“中药能促进病理性免疫反应向生理反应转化。”这就是阴阳调节的“察阴阳之所在而调之，以平为期”（《素问·至真要大论》）的治疗目的。《中医免疫学》云：“肾阳虚证，不仅表现为肾上腺皮质功能紊乱，而且也在不同靶腺轴（肾上腺轴、甲状腺轴、性腺轴）、不同环节、不同程度上呈现隐潜性变化，其发病环节主要在下丘脑（或更高中枢）。”说明肾虚证是下丘脑对神经－内分泌－免疫网络的联络调节、整合能力减弱，补肾药对其有明显的调节作用。气虚、阳虚、阴虚、血虚均显示为细胞免疫功能低下，而体液免疫功能低下的则为气虚、阳虚，阴虚、血虚亢进。五脏虚损者，共性是细胞免疫功能低下，而体液免疫功能在五脏未做出规律的归纳，但每一脏不外乎气血阴阳，均可照此推演。阳虚、血虚者有体液免疫功能亢进的倾向。温补肾阳药对下丘脑具有特异性调节作用。补肾阳方能直接提高促肾上腺皮质激素释放激素的表达水平，从而调节下丘脑－垂体－肾上腺－胸腺轴的受抑现象。当然，下丘脑会受到更高中枢及其他中枢的调节，而且补肾药直接对外周效应器官有广泛的调节作用。何老通过对肾阳虚证的深入研究，引出的重要信息是：由于补肾药能特异性地提高下丘脑的关键性功能——促肾上腺皮质激素释放激素的表达，从而发挥下丘脑作为调控中心来调节神经－内分泌－免疫网络的作用。我们团队将“穷必及肾”反其道而用之——“病必及肾”，创制了补肾基础方“葛九汤”“葛三汤”系列方剂，临床辨证应用取得了良好疗效。

四、阴阳的实质

何复东研究团队研究证实，人体生理病理状态下阴阳之象的实质就是神经－内分泌－免疫网络。

首先我们讨论一下肾阴、肾阳与元阴、元阳、真阴、真阳的关系。肾阴、肾阳，它是由肾脏产生的，而肾脏是人体最主要的排泄器官，人体新陈代谢过程中所产生的废物如尿素、尿酸和多余的水分及无机盐等，输送到肾脏，在肾内形成尿，经输尿管输送到膀胱，由尿道排出体外，保持人体内环境的平衡和稳定。此外，肾还有内分泌功能，能产生促红细胞生成素、前列腺素和高活性维生素D_3等多种具有生殖特性的物质，有促红细胞生成、调节血压和调节钙磷代谢等作用。而肾上腺在肾上方，是一个独立的内分泌腺体。肾上腺皮质位于肾上腺的周围，占腺体的大部分，分泌糖皮质激素和盐皮质激素。肾上腺皮质是维持生命的必需的内分泌腺，肾上腺皮质激素生物学作用广泛而复杂，古人可能将这一维持生命的广泛而复杂的作用归之于肾或加上所谓的外肾——睾丸，即性腺功能，能够延续和繁殖子代个体，所以推测肾上腺相当于人体的元阴、元阳，但它们只是人体六大腺体之一，只能代表它们自己的功能而不能代表其他四大腺体的功能，更不能代表遍布全身的内分泌细胞及功能。只有总管全身六大内分泌系统及分布全身的内分泌细胞的神经－内分泌－免疫网络系统，才是能代表人体的真阴、真阳、元阴、元阳的实体组织。我们是站在巨人的肩上，用巨人的科研成果来证实我们的观点，说明中医的阴阳是现象，而神经－内分泌－免疫网络是阴阳现象的实体。透过现象看本质，几千年以前中医学已看到了这个有名无形的阴阳现象，西医学在近百年内终于找到了阴阳现象背后的实体，即神经-内分泌-免疫网络系统，这正是现象医学与实体医学的殊途同归。

张仲景提出“观其脉证，知犯何逆，随证治之。”某种意义上，《伤寒杂病论》是对《黄帝内经》治疗篇的补充。仲景《伤寒论》《金匮要略》中“观其脉证”条文，皆仲景言所犯之“逆”，所出之方即“随证治之”之方。仲景著作基本取材于《汤液经法》，是古之方证派，《黄帝内经》是辨别阴阳，“谨察阴阳所在而调之，以平为期”的整体阴阳调治。仲景将两者合二为一，在整体调治的基础上，又解决了局部不同阶段的“逆”而“随证治之”，每一方都寒热虚实互调，既遵方证派的辨证论治，又学习和应用了《黄帝内经》中“调阴阳，以平为期”的治疗大法。中医人皆尊仲景为“师”为“圣”，然未明了祖先留下的“形”的命题。

何复东老师1959年入学中医，读书4载，1963年开始在临床工作，现已60年矣。30多年前，何老从新华书店买到一本《生理学》，翻阅到自主神经支配一些器官的基本情况的图表，发现交感和副交感神经所同时支配的功能相反。以心脏为例，这既保证了心脏本身的正常功能形态，又保证了在内外环境应激状态下机体的适应能力，应付环境急剧变化的能力，保持内环境的相对平衡。自主神经的功能在于通过一系列的内脏反射活动，管理和调整人体的重要生命活动。自主神经系统的活动是在皮质与一系列皮质下中枢神经的调节下进行的。自主神经中枢往往具有紧张性活动，能持续发放冲动，对其所支配的器官有长期而直接的影响，在自主神经各个中枢之间既可相互协同，又存在着交互抑制，共同维持器官系统以至整个机体的协调统一，是真正的相辅相成的关系。在大脑皮质和下丘脑的调节下交感神经和副交感神经常处于动态平衡。白天及应激时以交感神经活动为主；在平静状态和睡眠时以副交感神经活动为主，利于机体积聚能量，减少消耗，可促进排泄。这与中医学中阴阳的相互对立又统一，相辅相成又互济，阳化气，阴成形，阳主阴从，阴阳自和等对人体的全方位、全覆盖完全一致。何老认定这就是阴阳在人体的“形”，在人体内的物质基础，是人体内的“阴阳之宅”。近10年又相继出现了“神经－内分泌系统”，进而又出现覆盖全身、全方位调节人体生命功能的“神经－内分泌－免疫网络”，这也印证阴阳在人体生理功能和病理反应，而更可喜的是，现在诊断、治疗、中药也应用到了这一功能。

免疫调节，是在神经－内分泌系统的调控下，形成了神经－内分泌－免疫网络才能对人体形成全方位、全覆盖调节，这是一种整体调节。这种调节对应着中医学的阴阳学说。阴平阳秘是机体的自稳状态，《伤寒论》有“阴阳自和者，必自愈”的论述。阴阳平衡是生命过程中系统稳态和动态的统一。免疫具有防御、自稳、监视三大功能，御外轻内从而稳定机体的内环境。免疫调节系统可以说是阴阳平衡（阴平阳秘）的调节系统，由于各种原因导致阴阳失衡时，调节网络系统的平衡稳定即遭到破坏，而免疫系统会有反应，从而出现一系列病变。《素问·阴阳应象大论》指出：“阴胜则阳病，阳胜则阴病，阳胜则热，阴胜则寒。”阳胜则机体亢奋，产生过高的免疫反应，阴胜则寒为机体衰退，因免疫功能低下而发病。阳胜必耗阴，阴胜必伤阳，阴阳偏衰及阴损及阳，阳损及阴，均可表现为免疫功能低下或紊乱（如细胞免疫和体液免疫功能低下或紊乱，或细胞免疫功能低下而体液免疫功能亢进等）。可见神经－内分泌－免疫网络，通过免疫调节相当于阴阳平衡的调节，类似于西医学的反馈机制，机体生理活动的动态平衡由系统间相互影响、协调来维持（即阴阳互根、消长）。当机体出现异常时，体内势必出现反馈调节，以促进平衡的重新建立，这时下丘脑随时关注和不断下达指令，分秒不停地进行工作。中医药对免疫调节作用，就是加强了这种反馈调节，促进功能的正常化，纠正病理状态的偏颇。研究表明，阴阳双向调节有物质基础，它与交感神经、副交感神经的反馈调节，核酸（DNA 与 RNA）的合成与转化，环核苷酸（CAMP 和 CGMP）的双向调节，免疫促进与免疫抑制有密切关系。

西医学认为，免疫系统与神经、内分泌系统组成调控网络，相互间存在复杂的双向调节机制，与数千年积累形成的中医药阴阳的双向调节作用密切相关，这就是“察阴阳之所在而调之，以平为期”。

几千年来，中医从宏观上认识了事物的整体，但限于当时的科学水平，不能从微观认识事物的本质，对微观局部认识不足，但已从宏观实践感知到了微观的存在，知道阳能化气，阴能成形的事物本质，从生理、病理、诊断、治疗、用药皆能附之。我们抓住“阴阳”，这不单是主观臆测，思辨推理，而是感知到有一个实实在在的“形”。中医学的“阴阳”之象正被西医学的“神经－内分泌－免疫网络”所证实。

今天《黄帝内经》中“阴阳者，有名而无形”的命题，通过与“神经－内分泌－免疫网络”的结合之后已豁然开朗，甚至可以说“阴阳者，有名亦有形也”！

（整理：何　茁　陈梓彬　严兴海）

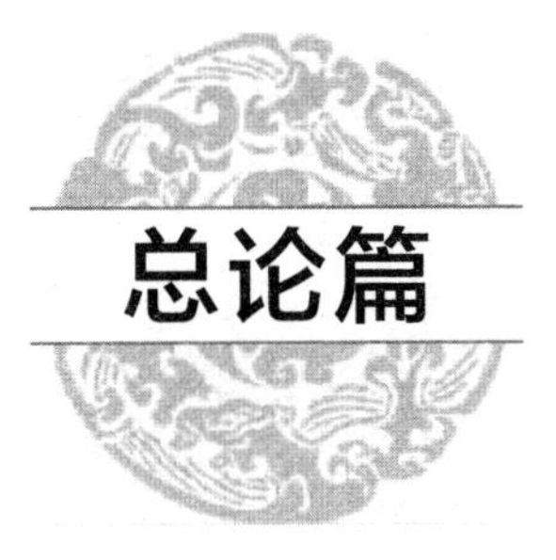

总论篇

生理病理状态下
中医阴阳表现的物质基础

“阴阳者，天地之道也，万物之纲纪，变化之父母，生杀之本始，神明之府也。治病必求于本。”（《素问·阴阳应象大论》）。阴阳作为古代哲学的基本范畴，表示事物对立统一的两个方面，“阴阳者，一分为二也”（《类经·阴阳类》）。阴阳学说贯穿、渗透于中华文明的各个角落。中医学更是以阴阳学说阐明生命的起源和本质，人体的生理功能和病理变化，疾病的诊断和防治规律，贯穿于中医的理、法、方、药体系之中，有效地指导着临床实践。正如《灵枢·病传》所云：“明于阴阳，如惑之解，如醉之醒。”

但是人体客观存在的生理病理表现与形而上学的阴阳概念相结合，往往使初学者无从入手，且一直以来，很多中医人认为，人体阴阳是抽象的属性概念而不是具体事物的实体概念，所以说：“且夫阴阳者，有名而无形”（《灵枢·阴阳系日月》）。何复东老师经过多年钻研与临床实践，结合现代解剖生理知识认为，阴阳学说既然属于中国古代朴素唯物论和辩证法范畴，那么阴阳在人体的生理病理过程中的表现必然有其物质基础。何老认为，自主神经系统（autonomic nervous system）所主导的遍布全身的“神经－内分泌－免疫网络”（neuroendocrine immune network）正是人体的生理病理过程中阴阳表现的物质基础。

“阳化气，阴成形”（《素问·阴阳应象大论》），交感神经（sympathetic nerve）为能量消耗型活动神经，副交感神经（Parasympathetic）为保存恢复能量型神经，它们分别调控人体生理病理过程中阳与阴的表现。

自主神经系统由交感神经系统和副交感神经系统两部分组成，通过遍布全身的“神经－内分泌－免疫网络”支配和调节机体各器官、血管、平滑肌和腺体的活动和分泌，并参与内分泌调节葡萄糖、脂肪、水和电解质代谢以及体温、睡眠和血压等。交感神经系统和副交感神经系统在大脑皮质及下丘脑的支配下，既拮抗又协调地调节器官的生理活动，恰同于阴阳两个方面在人体保持着对立统一的协调关系，并处于动态平衡的状态。

阴阳对立，交感神经系统和副交感神经系统对一个器官的作用，多数是相互拮抗的。例如交感神经使心搏加速，胃肠运动变慢；副交感神经使心搏变慢，胃肠运动加强。但这种拮抗作用是相辅相成的。“凡阴阳之要，阳密乃固……阳强不能密，阴气乃绝”（《素问·生气通天论》）。在阴阳相互依存的阴阳矛盾中，一般情况下阳为主导而阴为从属，即阳主阴从。交感神经的节前纤维和较多数目的节后神经元形成突触，故交感神经活动一般比较弥散；副交感神经的节前纤维仅和少数的节后神经元相连，故副交感神经的活动常比较局限，故称之为“副”，正所谓阳主阴从。

阴阳双方只有在彼此消长的动态过程中保持相对平衡，人体才能保持正常的功能。交感神经系统与副交感神经系统的关系亦符合阴阳的这种属性，如某一神经系统的紧张度降低和另一神经系统的紧张度增加，作用于器官也会产生相应的结果，一个使器官的活动增强，另一个使器官的活动减弱。

“阴根于阳，阳根于阴”（《景岳全书·传忠录·阴阳篇》）。“无阳则阴无以生，无阴则阳无以化”（《医贯砭·阴阳论》）。“阳化气，阴成形”（《素问·阴阳应象大论》）。交感神经可促进能量消耗，副交感神经能加强能量储存，两者相辅相成。正如《素灵微蕴》所言：“阴阳互根……阴以吸阳……阳以煦阴……阳盛之处而一阴已生，阴盛之处而一阳已化。”

阴阳之间在一定条件下会相互转化。当疾病发展到严重阶段，由于热毒极重，大量耗伤人体正气，在持续高热、面赤、烦躁、脉数有力的情况下，可突然出现面色苍白、四肢厥冷、精神萎靡、脉微欲绝等一派阴寒危象。这是机体反应能力衰竭的表现，称之为阴证、寒证、虚证。这种病证的变化属于由阳转阴。又如咳喘患者，当出现咳嗽喘促、痰液稀白、口不渴、舌淡苔白、脉弦等脉证时，其证属寒（阴证）。常因重感外邪，寒邪外束，阳气闭郁而化热，反而会出现咳喘息粗、咳痰黄稠、口渴、舌红苔黄、脉数之候，其证又属于热（阳证）。这其实也正是交感神经与副交感神经功能发生转化的表现。

阴阳对立、互根、消长、转化的相互作用称之为“阴阳交感”。交，互相接触；感，相互感应。互相感应，交感相应，谓之交感。交感神经和副交感神经两个系统也是互相感应，交感相应，故谓“交感神经”，阳主阴从，亦谓“副交感神经”。

所谓“设能明彻阴阳，则医理虽玄，思过半矣”（《景岳全书·传忠录·阴篇》）。何老认为，从自主神经（交感神经与副交感神经）主导的遍布全身的神经－内分泌－免疫网络角度去认识人体生理病理状态下阴阳表现的物质基础并不是简单的对号入座，而是能够将中医理论中抽象的阴阳概念与现代生物科学研究成果结合起来，使我们对传统中医学的理法方药理论体系有全新角度的认识与理解，为传统中医理论注入新的内涵，并能以此指导临床实践及研究，为中西医结合找到新的切入点，具有重要的理论意义与实践意义。

中医学病因病机虽然论述复杂，但就其要者，不离外感六淫（自然环境因素）、内伤七情（社会心理因素）、饮食劳倦（生活起居因素）等导致阴阳失衡这一总的病因病机。“阴平阳秘，精神乃治；阴阳离决，精气乃绝”（《素问·生气通天论》）。阴阳失衡的不同程度产生了相对的未病与已病的状态。现代生物科学研究也已证明，疾病在达到诊断标准之前，人体会出现亚健康状态，亚健康状态不加合理干预，会导致各种身心疾病。亚健康状态的表现主要是自主神经功能失调，亦即阴阳失调。由于自主神经直接或间接调节内脏器官的功能活动，维持机体内外环境的平衡，所以一旦功能紊乱，即可导致内脏功能活动的失调。越来越多的学者意识到自主神经功能失调的亚健康状态实际是身体发出的SOS求救信号。所以亚健康状态需要积极干预，中医一直以来强调的“不治已病治未病”正是在强调亚健康状态早期干预的重要性，仅此一点，我们便可以感受到中医思维的高瞻远瞩、深邃缜密。充分体现了唯物辩证法对事物发展规律的阐释，所以中医的朴素唯物主义，是辩证唯物主义，而不是机械唯物主义。

“察色按脉，先别阴阳”（《素问·阴阳应象大论》）。阴阳失衡，亦即自主神经功能失衡，会产生一系列症状、体征，中医称之为证。由于自主神经调控的神经－内分泌－免疫网络遍布全身，所以无论五脏六腑、四肢百骸、五官九窍任何局部的病变，必然导致网络整体的反应，故脏腑疾病可以望而知之、闻而知之、问而知之、切而知之。这正是中医四诊与辨证论治的科学性、高妙性，也是中医整体观念的具体体现。

中医无论对未病状态还是已病状态，其治疗原则都是调整阴阳，“岐伯曰：谨察阴阳所在而调之，以平为期，正者正治，反者反治”（《素问·至真要大论》）。《伤寒论》中进一步论述："观其脉证，知犯何逆，随证治之。"这是中医治疗疾病的总治则。无论是寒者热之，热者寒之，虚者补之，损者益之……目的都是通过各种治疗手段（方药、针灸、推拿、按摩等）调节阴阳，使机体从阴阳失衡的病理状态恢复到阴平阳秘的生理状态。也就是通过不同的方式、不同的路径调节自主神经功能，从而影响遍布全身的神经-内分泌-免疫网络，达到治疗的目的。因为人体的自愈能力是一切治疗手段发挥作用的内因，不同医学体系的不同治疗方法都是外因。内因是事物发展的根本原因，外因通过内因而起作用，但外因是事物发展的必要条件，对事物的发展过程有直接的影响。内因与外因的复杂性，决定了疾病千差万别，导致医道玄冥幽微，变化难及。故需要因人、因地、因时制宜，需要同病异治，异病同治，中医的个体化治疗理念才是治病的必由之路。

综上所述，我们认为，人体生理病理状态下阴阳表现的物质基础正是自主神经系统（交感神经与副交感神经）调控的遍布全身的神经-内分泌-免疫网络，能量消耗型的活动性神经——交感神经调控阳性表现，保存恢复能量型的休息神经——副交感神经调控阴性表现。人体生理病理状态下阴阳抽象概念的形象化、具体化使我们更容易通过形象思维去理解、掌握中医理论中抽象概念所具有的深刻内涵，对许多玄而又玄的理论产生拨云见日、如醉之醒、豁然开朗的感觉，对于贯穿中医理法方药体系的阴阳理论有全新的理解，并能以此为切入点将其用于中医理论及临床实践当中。

（整理：严兴海）

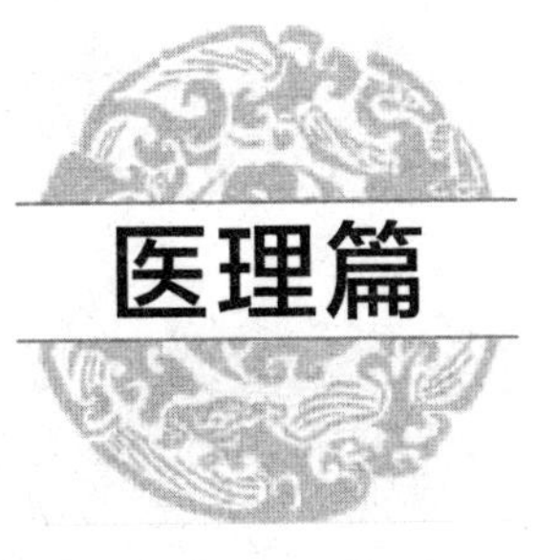

医理篇

人体阴阳实质

人体阴阳实质之生理篇

中国古代哲学范畴中提及的阴阳，是指事物本身所具有的对立统一属性。而阴阳的相互对立主要表现在阴阳之间的相互制约、相互斗争从而达到动态平衡的状态。阴阳的对立统一是宇宙间万物的规律所在。只有保持这种动态平衡，事物才能不断发展变化，人体才能维持正常的生理状态。

人体内脏器官的活动由于不受意识的控制，被称为自主神经系统，也称内脏神经系统。自主神经系统可分为交感神经和副交感神经两部分。能量消耗的活动性神经称之为交感神经，保存、恢复能量的休息神经称为副交感神经。

根据自主神经支配器官所产生的反应，可进一步证实阴阳的所在。据《素问·阴阳应象大论》所述，凡属于运动的、外向的、上升的、温热的、明亮的、功能的……属于阳的范畴；静止的、内在的、下降的、寒凉的、晦暗的、物质的……属于阴的范畴。由此可见，交感神经的支配作用主要体现为阳性表现，副交感神经的支配作用则主要体现为阴性表现。所谓"阴平阳秘"即交感神经与副交感神经各司其职，维持机体的正常生理状态。

一、自主神经的结构特征体现了阴阳的对立统一关系

交感神经的节前纤维起源于胸腰段脊髓（胸1～腰3）灰质侧角细胞，其节后纤维分布极为广泛，可支配几乎所有的内脏器官、血管、汗腺等，但肾上腺髓质则直接接受节前纤维的支配。交感神经的节前纤维较短而节后纤维相对较长，一根节前纤维和许多节后纤维发生突触联系。因此，交感神经兴奋时所影响的范围相对比较广泛。

副交感神经发源于脑干的第Ⅲ、Ⅳ、Ⅴ、Ⅵ对脑神经核和骶段脊髓（骶2～4）灰质内的骶中间外侧核，相当于侧角的部位。其分布较为局限，诸如皮肤和肌肉的血管、汗腺、竖毛肌、肾上腺髓质和肾等器官都没有副交感神经分布；副交神经感纤维约有75%在迷走神经内下行，支配胸腔和腹腔内的脏器。发源于骶段脊髓的副交感神经主要支配分布于盆腔内的一些器官和血管。副交感神经的节前纤维较长而节后纤维较短，一根节前纤维只与几条节后纤维形成突触。所以副交感神经兴奋时，影响范围较为局限。

只有相互关联的一对事物，构成一对矛盾，才能用阴阳来说明。交感神经和副交感神经的结构特征就表现为相互关联而又是统一体的对立双方。

二、自主神经系统的功能特征体现了阴阳交感

自主神经系统的主要功能是调节内脏和血管平滑肌、心肌和腺体的功能活动。

阴阳交感是宇宙万物赖以化生的根源和动力。阴阳学说认为，一切相互对立的事物或现象是处在不断的运动之中，而不是静止的，只有阴阳达到和谐的状态时，两者才能相互感应而交通融合，使对立着的阴阳双方统一为一体。

交感神经与副交感神经可被看作是相互对立的阴阳两面，既然是阴阳，就会存在相互作用。阴阳交感表现在阴阳的对立、互根、消长和转化四个方面。

1. 对同一效应器的双重支配体现阴阳对立

除汗腺、竖毛肌、肾上腺髓质和肾脏仅受交感神经支配外，一般组织器官都接受交感神经和副交感神经的双重支配。在有双重支配的器官中，会充分体现阴阳对立的属性，交感神经和副交感神经的作用往往具有拮抗性。例如，对于心脏，迷走神经具有抑制作用，而交感神经具有兴奋作用；对于小肠平滑肌，迷走神经具有增强其运动作用，交感神经却具有抑制作用。这种拮抗性体现了阴阳两个方面的相互对立，但没有对立就没有统一，没有相反也就没有相成。它使神经系统能够从正反两个方面调节内脏的活动。

交感神经和副交感神经对同一器官的作用表现在既相互拮抗又相互统一，这与阴阳的对立统一不谋而合。例如：当机体运动时，交感神经兴奋增强，副交感神经兴奋减弱、相对抑制，于是会出现心跳加快、血压升高、支气管扩张、瞳孔扩大、消化活动受抑制等现象。这表明，此时机体的代谢加强，能量消耗加快，以适应环境的剧烈变化。而当机体处于安静或睡眠状态时，副交感神经兴奋加强，交感神经相对抑制，因而就会出现心跳减慢、血压下降、支气管收缩、瞳孔缩小、消化活动增强等现象，这有利于体力的恢复和能量的储存。由此可见，只有在交感神经和副交感神经互相拮抗又互相统一作用下，机体才能更好地适应环境变化，才能在复杂多变的环境中生存。

2. 紧张性支配

安静情况下，交感神经和副交感神经常常发出低频神经冲动，使效应器维持一定的紧张活动，各种功能调节都是在紧张活动的基础上进行的。例如，交感缩血管紧张使血管平滑肌保持一定紧张性活动，当交感缩血管紧张增加时，血管进一步收缩；当交感缩血管紧张减弱时，血管舒张。

3. 交感和副交感效应与效应器的功能状态有关

交感神经和副交感神经对效应器的效应往往与效应器自身的功能状态有关。例如，交感神经兴奋可使动物有孕子宫平滑肌收缩，而使无孕子宫平滑肌舒张。

4. 参与整体生理功能调节

自主神经在协调各系统的活动中发挥着重要作用，交感神经系统对整体的调节表现为对整体功能的自稳定性作用，即当环境急剧变化时交感神经系统活动增加，动员体内许多脏器的潜在能力，维持内环境稳定，以适应环境的急骤变化，如应急反应和应激反应；副交感神经系统表现为神经贮能作用，在安静时副交感神经系统活动增加以促进消化、加强排泄、聚积能量，利于生殖、机体休整恢复等，主要生理意义在于保护机体。

三、各级中枢对内脏活动的调节

（一）脊髓

支配内脏活动的自主神经大多起源于脊髓，因此脊髓是内脏反射活动的初级中枢，可完成一些基本的反射。如血管张力反射、勃起反射、排尿、排便反射和发汗反射等，但这些反射平时受高位中枢的控制。比如，休克过后，这些反射均可恢复，说明脊髓对内脏活动的确有一定调节能力。但如果失去了高位中枢的控制，这些反射则不能适应正常生理需要。例如，脊髓损伤影响高位中枢的控制，排尿反射恢复后，排尿变得不完全、不受意识控制而导致尿失禁。

（二）低位脑干

低位脑干中有许多内脏活动的反射中枢，其中延髓具有特别重要的作用，许多基本生命活动（如循环、呼吸、消化）的基本中枢位于延髓，因此延髓有“生命中枢”之称。

（三）下丘脑

下丘脑是调节内脏活动的较高级中枢，其主要功能有：

1. 对体温的调节

动物实验证实，体温调节的基本中枢在下丘脑。下丘脑的前部有散热中枢，后部有产热中枢，视前区下丘脑前部存在着温度敏感神经元，既能感受所在部位的温度变化，也能对传入的温度信息进行整合。若温度低于或超过调定点水平，即可通过调节产热和散热活动，使体温保持稳定。

2. 对摄食行为的调节

下丘脑内有摄食中枢和饱中枢。实验证实，如果毁坏动物下丘脑外侧区，动物拒绝摄食；用电刺激该区，动物食量大增，所以认为该区域内有摄食中枢。如果毁坏下丘脑腹内侧核，动物出现贪食；用电刺激该区，动物停止摄食。所以认为该区域内存在饱中枢。一般情况下，摄食中枢与饱中枢之间具有交互抑制的关系。

3. 对水平衡的调节

水平衡的维持包括水的摄入与排出。在动物实验中，损毁下丘脑可导致动物的烦渴与多尿，说明下丘脑与机体的水平衡调节有关。在下丘脑的前部存在着脑渗透压感受器，它能感受血液中的渗透压变化，从而调节下丘脑视上核和室旁核对抗利尿激素的合成和分泌，进而影响肾脏对水的排出。

4. 对垂体分泌的调节

下丘脑能合成多种调节性多肽，这些多肽经垂体门脉系统到达腺垂体，促进或抑制各种腺垂体激素的分泌。

5. 对生物节律的控制

机体内的许多活动能按一定的时间顺序发生周期性变化，这一现象称为生物节律。可分为日节律、月节律、年节律等。对人体来说，日节律是最重要的，如血细胞数、体温、促肾上腺皮质激素分泌等都存在着日周期的变动。

6. 对情绪反应的影响

下丘脑有和情绪反应密切相关的结构，在间脑水平以上切除大脑的猫可出现张牙舞爪、毛发竖起、心跳加速、呼吸加快、瞳孔扩大、血压升高等交感神经亢奋的表现，好似发怒，称为“假怒”。近年来还证明，在下丘脑近中线两旁的腹内侧区存在“防御反应区”，刺激该区，可表现出防御行为。在临床上，人类的下丘脑疾病，也常常出现不正常的情绪反应。

（四）大脑皮质对内脏活动的调节

目前研究表明，在大脑皮质各部中，边缘系统对内脏活动的调节具有重要作用，可调节呼吸、胃肠、心血管、瞳孔等的活动。是调节内脏活动的重要中枢，但其调节作用复杂多变。此外，新皮层对内脏活动也有一定的调节作用。

四、交感神经与副交感神经的主要区别

1. 低级中枢的部位不同

交感神经低级中枢位于脊髓胸腰部灰质的中间带外侧核，副交感神经的低级中枢则位于脑干脑神经副交感核和脊髓骶部的副交感核。

2. 周围部神经节的位置不同

交感神经节位于脊柱两旁（椎旁节）和脊柱前方（椎前节），副交感神经节位于所支配的器官附近（器官旁节）或器官壁内（器官内节）。因此，副交感神经节前纤维比交感神经长，其节后纤维则较短。

3. 节前神经元与节后神经元的比例不同

一个交感节前神经元的轴突可与许多节后神经元形成突触，而一个副交感节前神经元的轴突则与较少的节后神经元形成突触。所以交感神经的作用范围较广泛，副交感

神经的作用较局限。

4. 分布范围不同

交感神经在周围的分布范围较广，除头颈部、胸、腹腔脏器外，遍及全身血管、腺体、竖毛肌等。副交感神经的分布不如交感神经广泛，一般认为大部分血管、汗腺、竖毛肌、肾上腺髓质均无副交感神经支配。

5. 作用不同

节后纤维释放的神经递质不同、受体不同，对同一器官所起的作用不同。

（整理：苏琦）

人体阴阳实质之病因篇

中医之病因，即引发疾病的原因，也就是打破人体阴阳平衡的原因。《素问·生气通天论》言："夫自古通天者，生之本，本于阴阳……苍天之气，清净则志意治，顺之则阳气固，虽有贼邪，弗能害也，此因时之序……阴平阳秘，精神乃治，阴阳离决，精气乃绝。"强调发病皆因机体阴阳失和，不能达到"阴平阳秘"所致。《医学源流论》言："凡人之所苦，谓之病；所以致此病者，谓之因。"病因又称为致病因素，主要包括外感六淫、疠气、七情、饮食、劳逸、外伤、寄生虫、药邪、医过以及先天因素等。

何复东老师通过多年临床实践，结合中医学阴阳理论及西医学之神经内分泌免疫学理论认为，病因即所谓导致人体神经－内分泌－免疫网络系统失调。1977 年 Basedovsky 提出神经－内分泌－免疫网络（NEI 网络）学说，后来逐渐形成了神经、内分泌、免疫三大系统相互交叉和渗透的跨学科研究领域——神经内分泌免疫学。神经－内分泌－免疫网络系统所表现的能量消耗型的活动性神经（交感神经调控阳性表现）与保存恢复能量型的休息神经

（副交感神经调控阴性表现）之间失衡所致。阴阳动态平衡是人体进行正常生命活动的基本条件。人体的阴阳在致病因素作用下失去相对的动态平衡，就会造成阴阳偏衰、偏盛、阴不制阳、阳不制阴等病理状态，中医学称之为阴阳失调。近年研究表明，人体的阴阳失衡往往是由于神经－内分泌－免疫网络某个环节乃至整个网络紊乱引起的。《素问遗篇·刺法论》曰："正气存内，邪不可干。"《素问·生气通天论》曰："内外调和，邪不能害。"说明疾病的发生是因人体阴阳失衡，导致抵抗能力降低而引起的。这与现代神经内分泌免疫学的观点相吻合。现已证实，阳虚者 E 玫瑰花环形成率多降低，提示细胞免疫功能低下。淋巴细胞转化试验，阳虚、阴虚细胞免疫功能均有所降低，二者无显著差异。阴阳失衡对体液免疫也有影响。

病因间关系直接影响对疾病证候的原因与性质的辨识以及治疗方法的确定。《三因极一病证方论》中说："凡治病，先须识因；不知其因，病源无目。"病因学说中处处体现着中医学整体观念的指导思想，每个病因对人体所产生的不良后果应从全身机体反应分析。

何老认为，自主神经系统（automomic nervos system）所主导的遍布全身、无处不在、无处不到的神经－内分泌－免疫网络（neuroendocrine immune network）正是人体生理病理过程中阴阳表现的物质基础。明确致病因素，有助于调整神经－内分泌－免疫网络，明确治病的具体方向。简单地讲，就是分析疾病发展过程中能量消耗型的活动性神经与保存恢复能量型的休息神经异常的原因。西医学认为，神经－内分泌－免疫网络是生物机体内存在着的精密、完整、复杂的调节。它是一种多维立体网络调控机构，是神经、内分泌、免疫三大信息传递系统通过信息（细胞因子、激素、化学递质等）联系调节着各器官、系统的功能，使其活动在空间和时间上紧密联系，互相配合，互相制约，从而达到整体功能的协调统一，即所谓整合调节。整合调节与神经－内分泌－免疫网络有密切的关系，它对于整体水平上维持机体稳态及正常生理功能和健康具有极其重要的意义，一定程度上符合何老对中医阴阳理论在疾病发生发展本质上的认识和观点。

病因的分类，历代医家有不同的方法。《黄帝内经》将复杂的病因分为阴阳两类。《素问·调经论》说："夫邪之生也，或生于阴，或生于阳。其生于阳者，得之风雨寒暑；其生于阴者，得之饮食居处，阴阳喜怒。"现代中医学派把病因分为外感病因（六淫——风、寒、暑、湿、燥、火，疠气）、内伤病因（七情、饮食、劳逸）、病理产物形成的原因（水湿痰饮、瘀血、结石）、其他病因四大类。何老根据现代神经－内分泌－免疫网络理论将病因分为能够导致自主神经能量消耗及能量储存紊乱的一切因素，如中医的外感六淫、七情内伤均可导致活动性神经及休息性神经功能紊乱。

一、外感病因

从西医学角度分析，外感病因除气候因素之外，还包括了微生物（细菌、病毒等）、物理、化学等多种致病因素作用于机体所引起的病理反应。六淫致病具有外感性、季节性、地区性、相兼性、转化性的特点。六淫病因学说又集中应用了类比的方法，即将自然界中的六淫性质与致病因素进行了类比。如风邪在自然界中为无形的流动的气流。风性主动，风为百病之长。具有轻扬开泄、善动不居的特性，风邪为病则具有春季易感、清扬开泄、易袭阳位、善行而数变的特点。寒邪即自然界中具有寒冷、凝结特性的外邪，其致病特点为冬季易感，易伤阳气、寒性凝滞、寒性收引。湿邪即自然界中具有水湿重浊、黏滞、趋下特性的外邪，其致病特点为长夏易感，湿为阴邪，易阻滞气机，损伤阳气，湿性重浊，湿性黏滞，湿性趋下。燥邪即自然界具有干燥、收敛清肃特性的外邪，其致病特点为秋季易感，燥性干涩，易伤津液，燥易伤肺。热（火）邪及自然界具有火之炎热特性的外邪，其致病特点夏季易感，热为阳邪，易伤津耗气，热（火）性炎上，热邪易生风、动血，热邪易扰心神，热邪易致疮痈。暑邪及自然界中的火热外邪，夏至至立秋之间易感。《素问·热论》曰：“先夏至日者为病温，后夏至日者为病暑。”其致病特点为暑为阳邪，其性炎热，暑性升散，易伤津耗气，暑多夹湿。现代中医学认为，六淫之中，寒为阴邪，暑热为阳邪，风燥为阳中之阴邪。疠气即具有强烈传染性的外邪，其致病特点为传染性强，发病急骤，病情危笃，一气一病，症状相似。

二、内伤病因

内伤病因主要包括七情、过劳、过逸、饮食失宜等。七情（喜、怒、忧、思、悲、恐、惊）致病特点为七情皆从心而发，直接伤及内脏，影响脏腑气机（喜则气缓，怒则气上，悲则气消，恐则气下，惊则气乱，思则气结），多发为情志病，病势转归与情志密切相关；过劳（劳力过度、劳神过度、房劳过度）过逸；饮食失宜（饥饱失常、饮食不洁、饮食偏嗜）。

三、病理性产物形成的病因

病理性产物病因包括水湿痰饮、瘀血、结石等，其中水湿痰饮的致病特点为阻滞气机，阻碍气血，致病广泛，变化多端，病势缠绵，病程较长，易扰乱神明，多见滑腻舌苔。瘀血的致病特点为疼痛、肿块、出血、发绀、舌质紫暗、脉涩或结代。结石的致病特点为多发于六腑，病程较长，症状不定，易阻滞气机，损伤脉络，甚则发生绞痛。

四、其他原因

如枪弹、金刃伤、跌打损伤、持重弩伤、烧烫伤、虫兽伤和雷击伤。

（整理：刘美）

人体阴阳实质之病机篇

病机是指疾病发生、发展及其变化的机理，揭示疾病发生、发展与变化、转归的本质特点及其基本规律。中医学认为，疾病的发生、发展和变化，与患病机体的体质强弱和致病邪气的性质密切相关。病邪作用于人体，人体正气奋起而抗邪，引起了正邪相争。斗争的结果，邪气对人体的损害居于主导地位，破坏了人体阴阳的相对平衡，或使脏腑气机升降失常，或使气血功能紊乱，进而影响全身脏腑组织器官的生理活动，从而产生了一系列的病理变化。《素问·至真要大论》中数次提到病机，并强调其重要性，如“谨候气宜，无失病机”“审察病机，无失气宜”“谨守病机，各司其属”；又从临床常见的病证中，总结归纳为十九条，即后世所称的“病机十九条”。

随着生物科学技术特别是分子生物学和免疫学的迅速发展，神经系统、内分泌系统与免疫系统的相互作用引起了人们的极大关注，大量研究表明，神经、内分泌系统与免疫系统之间存在着广泛而密切的网络联系，即形成了神经－内分泌－免疫网络，何复东老师经过多年钻研与临床实践认为，人体生理病理状态下阴阳表现的物质基础正是自主神经系统调控的遍布全身的神经－内分泌－免疫网络，能量消耗型的活动性神经——交感神经调控阳性表现；保存恢复能量型的休息神经——副交感神经调控阴性表现，深入探究发现了阴阳在西医学中表现的物质基础。生物体生理功能的调节主要有三种方式，即神经调节、体液调节和自我调节。人体为万物之灵，人体的生理功能也是通过这三种方式来完成的。机体各组织、器官和系统的生理功能并非各自独立的，而是相互协调，相互制约的，使机体成为一个有机统一的整体，这样才能够有效适应机体内外的各种变化，保持机体的生存和功能的完整。神经系统和内分泌系统是实现这两种协调制约的两大调节系统。主要的内分泌腺都受垂体的调节，而垂体又通过垂体柄与下丘脑相连，下丘脑神经元的促垂体因子，是两者有机结合成为神经内分泌免疫系统作为生命活动的统一的整合系统，从而能完成机体的既统一又协调又制约的对立统一体。研究发现，免疫细胞既能生成和分泌各种内分泌激素和神经递质，又具有这些递质和激素的受体，又能生成和分泌各种细胞因子，在神经内分泌系统和免疫系统之间存在双向调节，从而把三者有机地联系在一起，产生了神经－内分泌－免疫网络。西医学的自主神经系统是由交感神经系统和副交感神经系统两部分组成，通过遍布全身的神经－内分泌－免疫网络支配和调节机体各器官、血管、平滑肌和腺体的活动和分泌，并参与内分泌调节葡萄糖、脂肪、水和电解质代谢，以及体温、睡眠、血压等。交感神经系统和副交感神经系统在大脑皮质及下丘脑的支配下，既拮抗又协调地调节器官的生理活动。正如阴阳两个方面在人体保持着对立统一的协调关系，处于动态平衡的状态，一旦这种平衡打乱则生病变。中医学认为，人体脏腑之间，不仅在生理上而且在病理上，存在着相互联系和相互制约的关系。五脏相通，亦皆有次。疾病发生时，各脏腑病变按一定规律互相影响。中医学用五行生克乘侮理论来解释脏腑之间病理上的相互影响以及疾病的传变规律。

总之，中医学对病机的认识既坚持了唯物主义的病因观，又通过阴阳五行学说和藏象学说等把人体同外界环境及人体内部各脏腑经络之间的相互联系、相互制约的关系结合起来，既强调了正气在发病过程中的决定作用，又重视邪气的重要作用，把疾病看成是人体内外环境邪正斗争的表现，是人体阴阳相对平衡状态受到破坏的结果。既注意到病变局部与整体的联系，又注意疾病的发展和传变；既看到疾病传变的一般规律，又注意疾病传变的特殊情况，从整体联系和运动变化的观点来认识疾病的发生、发展和变化过程，坚持了唯物辩证的病理学观点。西医学对病理的认识通过神经－内分泌－免疫网络统一协调制约，其中的自主神经系统因各种致病因子打破其平衡，则出现交感神经及副交感神经功能的亢盛衰减最终呈现疾病状态，如因各种致病因素（食物、精神压力、环境污染）所致的甲状腺功能亢进症，即为交感神经亢奋呈现的疾病状态，表现为兴奋失眠、激动易怒、心动过速、心慌手抖、善食易饥、面红目赤等代谢加快、能量消耗增加的疾病状态；相反甲状腺功能减退症，则表现为副交感神经占主导而致使整个机体处于休息状态，表现为畏寒肢冷、纳呆食少、倦怠懒言、水肿脱发、情绪低落等代谢率降低，能量储备聚积增加为表现特点。

何老认为，西医学研究疾病最主要的内容之一为发病机理，发病机理是人体疾病发生的机制和原理，是研究人体疾病发生的一般规律。而中医学则是从整体和动态的角度看待人体健康和疾病的学说。阴阳平衡是中医理论中的一个重要概念，可以看作是一个相对平衡状态。机体内部脏腑经络、气血津液、形与神的阴阳平衡以及机体与外界环境的阴阳平衡都是影响健康的因素。现代医学研究证实，人体内部的神经、内分泌、免疫系统是相互关联的，它们之间的平衡和失衡对人体健康和疾病产生影响。其中的自主神经所表现的交感神经与副交感神经功能特点与中医学的阴阳一致，交感神经的功能可促进能量消耗，而副交感神经则加强能量储存，两者相辅相成。从这些研究结果来看，神经－内分泌－免疫网络和中医学的阴阳是可以相互印证的。

疾病是机体在一定条件下，由病因与机体相互作用而导致的一种异常状态。这种状态表现为机体脏腑经络功能异常、气血紊乱、阴阳失调等，同时还会对外界环境适应能力降低、劳动能力下降或丧失。疾病的发生与人体的神经、内分泌、免疫三大系统密切相关。这三个系统相互依赖、相互调节，在人体整体水平上起到了调节、协调、维持机体正常生理功能的作用。神经系统和内分泌系统通过神经递质、激素和细胞因子等信号分子相互作用，共同控制着免疫系统的功能。免疫系统则通过产生各种细胞因子和激素样物质，反馈作用于神经内分泌系统，从而实现神经、内分泌、免疫三大系统之间的双向调节。这种复杂的神经－内分泌－免疫网络可以在各种内外环境的变化中帮助人体有效地适应，维持机体的稳态。但是，当这些系统的平衡被打破时，就可能引起疾病的发生。因此，保持神经、内分泌、免疫三大系统之间的平衡，维护机体的稳态是预防疾病的重要措施之一。对于存在慢性疾病或者长期应激的人群，需要通过改变生活方式、加强锻炼、合理饮食和药物治疗等手段来维持这个平衡，减少疾病的发生。

中医学最基本病机为阴阳失调，是机体阴阳消长失去平衡的统称，是指机体在疾病过程中，由于致病因素的作用，导致机体的阴阳消长失去相对的平衡，所出现的阴不制阳、阳不制阴的病理变化。阴阳失调不仅是各种脏腑、经络、气血、营卫等相互关系的失调，还包括表里出入、上下升降等气机运动失常的概括。六淫、七情、饮食、劳倦等各种致病因素作用于人体时，也必须通过机体内部的阴阳失调，才能形成疾病，因此阴阳失调是疾病发生、发展变化的内在根据。

阴阳失调是中医学的基本病机，是通过阴阳之间的相互制约、相互消长、互根互用和相互转化关系的理论阐释、分析机体一切病理现象。阴阳失调的各种病机并不是固定不变的，而是随着病势的进退和邪正盛衰等情况的变化而变化的。现代生物科学研究证实，疾病在达到诊断标准之前，人体会出现所谓的亚健康状态，亚健康状态不加合理干预，会导致各种身心疾病的发生。亚健康状态主要表现为自主神经功能失调，也是阴阳失调的表现之一。自主神经调节内脏器官的功能活动，维持机体内外环境的平衡，一旦功能紊乱，就会导致内脏功能活动的失调。阴阳失衡会产生一系列症状、体征，中医称之为证。由于自主神经调控的神经－内分泌－免疫网络遍布全身，该网络的整体性、正负反馈机制、节律性等特点和中医学的整体观念、阴阳学说、情志与五脏相关论、时间学说等存在着广泛的内在联系。人体五脏六腑、四肢百骸、五官九窍的病变，均会影响神经－内分泌－免疫网络，体现的正是中医整体观念。

（整理：刘美）

人体阴阳实质之四诊篇

望　诊

望诊，是中医四诊“望闻问切”之首，为医者运用视觉，对人体全身和局部的可见征象以及排出物等进行有目的的观察，以了解健康或疾病状态。望诊的内容主要包括观察人的神、色、形、态、舌象、络脉、皮肤、五官九窍等情况以及排泄物和分泌物的形、色、质、量等。清代名医林之翰在《四诊抉微·凡例》中言：“四诊为岐黄之首务，而望尤为切紧。”《难经·六十一难》中就有：“望而知之谓之神……望而知之者，望见其五色，以知其病。”《灵枢·本脏》曰：“视其外应，以知其内脏，则知所病矣。”《丹溪心传》曰：“有诸内者，必形诸外。”可见机体有其表，必有其里，有其象，必有其形。望诊通过以表知里，透过表象看本质，为中医四诊搜集资料，通过中医理论的辨析，以了解机体健康或疾病状态，来探索机体阴阳失调、邪正盛衰的病机变化规律，为进一步辨证施治提供依据。

“察色按脉，先别阴阳”（《素问·阴阳应象大论》）。临证搜集到四诊信息，先要辨阴阳。阴阳是指生命现象的两个方面，即消极的阴和积极的阳。人体发病的基本病机为阴阳失调，即自主神经功能失衡，是交感神经与副交感神经调节功能的失衡。自主神经系统通过调控遍布全身的神经－内分泌－免疫网络的反应来控制身体的各项功能，其中交感神经负责消耗能量的活动性神经（阳性表现），而副交感神经则负责保存和恢复能量的休息神经（阴性表现）。神经－内分泌－免疫网络遍布机体四肢官窍、脏腑经络，因此五脏六腑、四肢百骸、五官九窍的病变，必然影响神经－内分泌－免疫网络的整体反应和局部变化，导致机体产生一系列症状、体征，这些会体现在望诊中。如：交感神经兴奋性增强可见精神亢奋、面色潮红、形体多动等，而副交感神经兴奋性增强可见抑郁寡欢、面色少华、安逸少动等。通过望诊可以了解机体脏腑、气血、阴阳失调等内在变化，也可了解神经－内分泌－免疫网络失衡导致自主神经功能失调来指导临床，这正是中医整体观念的具体体现。

现代医学在神经－内分泌－免疫网络方面进行了很多的研究。在这个网络中，自主神经系统起着很重要的作用。如果这个系统的平衡被打破，就会出现交感神经和副交感神经功能的失调，最终表现为各种疾病。以望诊中阳亢、阴虚的患者为例，他们的疾病状态往往是由交感神经亢奋引起的。这种病理状态表现为兴奋失眠、激动易怒、心动过速、心慌手抖、善食易饥、面红目赤等，也就是代谢加快、能量消耗增加的症状和体征。相反，阴胜、阳虚的患者则表现为副交感神经占主导而致机体处于休息状态。这种病理状态表现为畏寒肢冷、纳呆食少、倦怠懒言、水肿脱发、情绪低落等，也就是代谢率降低、能量储备增加的症状和体征，这体现了交感神经和副交感神经发挥的调解作用，临床可以通过调整这两个系统的平衡从而改善患者的疾病状态。

《素问·灵兰秘典论》云："心者，君主之官，神明出焉。"有学者认为，"神"即"精神意识"，是指神经－内分泌－免疫网络对内外环境信息进行翻译、整理以及储存的综合过程。中医心神说是由中医朴素的系统观和独特的司外揣内的研究方法所决定的，侧重于反映神经－内分泌－免疫网络免疫部分信息处理的整合。人体中存在着精神－神经－内分泌－靶器官轴，外界或机体的信息刺激被大脑感知，大脑皮层对信息进行分析、综合后，沿皮层—边缘系统—下丘脑—垂体—靶器官—内脏进行信息传递，以发挥整体调控作用。大脑皮层是最高级的整合中枢和主宰，对人体各部分的整体性调节和控制起着中枢指导作用。脑内侧面的扣带回、海马结构、丘脑、下丘脑、垂体等结构组成了脑的边缘系统。边缘系统是情感反应的皮层下最高整合中枢，是情绪、行为以及动机有关的解剖结构。下丘脑是情绪的躯体反应和内脏反应的整合部位，是神经、内分泌和机体自主调节的中枢，是自主神经的皮层下最高整合中枢。望神就是观察人体生命活动的外在表现，即观察人的精神状态和功能状态。神是以精气为物质基础的一种功能，是五脏所生之外荣。望神可以了解五脏精气的盛衰和病情轻重与预后。望神的内容包括得神、失神、假神，此外神气不足、神志异常等也属望神的内容。其实神反映的正是体内神经－内分泌－免疫网络的功能状态。得神说明神经－内分泌－免疫网络功能正常，失神说明神经－内分泌－免疫网络的紊乱，甚至是衰竭。临床可以通过“望神”来推测机体的神经－内分泌－免疫调节网络的功能状态，以此来指导诊断和治疗。

中医学望诊内容众多，但所望之表象，均是对神经－内分泌－免疫网络状态的反应，但知此理，均可融会贯通。

（整理：王冠峰）

闻　诊

闻诊包括听声音和嗅气味两个方面的内容，是医者通过听觉和嗅觉了解由病体发出的各种异常声音和气味，以诊察病情。包括听声音与嗅气味两个方面。

听声音，主要是听患者言语气息的高低、强弱、清浊、缓急等变化，以及咳嗽、呕吐、呃逆、嗳气等声响的异常，以分辨病情的寒热虚实。病变声音，指疾病反映于声音上的变化。一般来说，在正常生理变化范围之外以及个体差异以外的声音，均属病变声音。呼吸异常与咳嗽是肺病常见的症状。肺主呼吸，肺功能正常则呼吸均匀，不出现咳嗽、咯痰等症状。当外邪侵袭或其他脏腑病变影响于肺，就会使肺气不利而出现呼吸异常和咳嗽。

声音的变化，也是基于人体神经－内分泌－免疫网络的调控。比如现代医学关于神经生长因子与哮喘的研究认为，哮喘的发病机制与神经、内分泌和免疫系统密切相关，其中神经生长因子可能是调节神经－内分泌－免疫网络失衡机制中的启动因素。针对特异抗原的 IgE 可介导哮喘；另外，许多非抗原性因素也能引起哮喘发作，如精神因素、运动、寒冷空气或物理化学刺激等；许多重要的神经肽类物质，如儿茶酚胺、P 物质（神经肽）等都参与了哮喘等过敏性疾病的发病过程。可见，哮喘并非一种单纯的免疫性疾病，神经－内分泌－免疫网络中各组份间的相互影响在发病中起着决定性的作用。现代研究证实，哮喘大鼠存在神经－内分泌－免疫网络的紊乱；补肾药淫羊藿可以增强下丘脑－垂体－肾上腺皮质（HPA）轴的功能，提高血清肿瘤坏死因子－α（IFN－α）的水平。

嗅气味，主要是嗅患者病体、排出物、病室等的异常气味。以了解病情，判断疾病的寒热虚实。中医学认为口臭多见于口腔本身的病变或胃肠有热之人；异常汗气，气分实热壅盛，或久病阴虚火旺之人，汗出量多而有酸腐之气。对于排出物如痰涎、大小便一般而言，湿热或热邪致病，其排出物多混浊而有臭秽，难闻的气味；寒邪或寒湿邪气致病，其排出物多清稀而无特殊气味。这些气味的产生，仍然是神经 - 内分泌 - 免疫网络调控的结果。比如研究发现，应激可以引起动物高血糖，使糖代谢失调。2 型糖尿病发病机理中最关键的是胰岛素抵抗。Bjontorp 等认为胰岛素抵抗（IR）与神经内分泌异常有关。IR 与神经内分泌异常之间的关系可能包括垂体肾上腺轴激素——皮质释放激素（CRH）、肾上腺皮质激素（ACTH）及皮质醇（COR）。胰岛素和皮质醇与睾酮和生长激素平衡的失调引起神经内分泌失常而导致胰岛素抵抗。这种平衡可由年龄老化、内脏肥胖而破坏，也可由于环境因素如应激、吸烟、饮酒、压抑和紧张等引起。局部神经内分泌免疫自我调节系统中的各种细胞合成的某细胞因子或生物活性物质的合成增加或减少（如神经递质、神经肽、代谢产物、一氧化氮、离子等）干扰细胞的敏感性和功能。如果局部神经 - 内分泌 - 免疫自我调节系统稳态不能维持，胰岛细胞自身抗原就会产生，而发生病变。最终机体代谢紊乱，异常代谢导致酮体生成增多，所以糖尿病酮症酸中毒患者室内有烂苹果气味。

（整理：王冠峰）

问　诊

问诊是医生询问患者及家属收集疾病信息的方法。患者当下所处的症状是疾病现阶段病理变化的客观反映，是医生诊断疾病、辨证的主要依据。由于现在症的内容涉及范围广泛，清代陈修园所编《十问歌》中言："一问寒热二问汗，三问头身四问便，五问饮食六胸腹，七聋八渴俱当辨，九问旧病十问因，再兼服药参机变。妇女尤必问经期，迟速闭崩皆可见，再添片语告儿科，天花麻疹全占验。"内容言简意赅，目前仍具有一定的指导意义。

一、问寒热

问寒热，指询问患者有无怕冷或发热的感觉。寒与热是临床最常见的症状，是辨别病邪性质和机体阴阳盛衰的重要依据，为问诊的重点内容。"寒"指患者自觉怕冷的感觉，临床上有恶风、恶寒和畏寒之分。"热"指发热，包括患者体温升高，或体温正常而患者自觉全身或局部（如手足心）发热。寒与热的产生，主要取决于病邪性质和机体阴阳盛衰两个方面。正常人体在体温调节中枢的调控下，通过神经、体液因素使产热和散热过程处于动态平衡，维持人体的体温在相对的恒定的范围内。当机体在致热原的作用下，体温调节中枢的调定点上移而产热增多和

（或）散热减少，引起体温调节性升高（超出正常范围内0.5℃）时，称为发热。

二、问汗

汗是阳气蒸化津液玄府达于体表而成。《素问·阴阳别论》中言："阳加于阴谓之汗。"正常汗出有调和营卫，滋润皮肤，调节体温的作用。若当汗出而无汗，不当汗出而多汗，或仅见身体的某一局部汗出，均属病理现象。病理性汗出的有无，与病邪的侵扰和机体正气的亏虚有密切的关系。由于病邪的性质，或正气亏损的程度不同，可出现各种病理性的汗出异常。所以询问患者汗出的异常情况，对于判断病邪的性质和机体阴阳的盛衰有着重要意义。

汗出异常一般是自主神经失调的原因。长期的精神紧张，心理压力过大，以及生气和精神受到刺激后引起交感神经异常兴奋，汗腺分泌增多，从而引起出汗。

三、问疼痛

疼痛是临床上最常见的一种自觉症状，机体的各个部位皆可发生。疼痛有虚实之分。实性疼痛多因感受外邪、气滞血瘀、痰浊凝滞，或食积、虫积、结石阻滞脏腑经脉，气血运行不畅所致，即所谓"不通则痛"。虚性疼痛多因阳气亏虚，精血不足，脏腑经脉失养所致，即所谓

“不荣则痛”。

疼痛的传导途径主要有脊髓丘脑侧束、三叉神经脊束、脊髓－网状－丘脑通路、脊颈束、二级后索通路、脊髓固有束和内脏痛通路。疼痛中枢包括脊髓、脑干、丘脑、边缘系统和基底神经节、大脑皮质。其中脊髓后角是疼痛信息传递和调制的第一站，丘脑是最重要的疼痛整合中枢，脑干下行抑制与易化系统对疼痛起调节作用，大脑皮质处理疼痛信息。疼痛产生的外周机制主要表现为：伤害性刺激促使受损部位释放致痛物质，作用于感受器，经传入纤维，冲动传入脊髓、丘脑，最后到达大脑皮层，产生痛感。

四、问头身胸腹

问头身胸腹，指问头身胸腹除疼痛之外的其他不适或异常。主要包括头晕、胸闷、心悸、胁胀、脘痞、腹胀、身重、麻木，以及恶心、神疲乏力、气坠、心烦、胆怯、身痒等。这些症状不仅临床常见，各有重要的诊断价值，并且只有患者自己才能感觉到，故应注意询问。人体的心脏、支气管、肝、胃、脾及胰腺都离不开自主神经的调控，当交感神经兴奋时，引起心率增快，肝糖转化成葡萄糖，促进脾脏收缩，肾脏减少尿液分泌；副交感神经兴奋时，则引起心率减慢，增强肝糖储存，减少脾脏收缩，肾脏尿液分泌增多。

五、问耳目

耳目为人体的感觉器官，分别与内脏、经络有着密切的联系。肾开窍于耳，手足少阳经脉分布于耳，耳为宗脉所聚，肝开窍于目，五脏六腑之精气上注于目。所以，问耳目不仅能够了解耳目局部有无病变，而且根据耳目的异常变化还可以了解肝、胆、肾、三焦等有关脏腑的病变情况。人体的泪腺、汗腺、耳及口腔、鼻腔黏膜的分泌均由自主神经调控，交感神经兴奋可引起瞳孔放大，泪腺、汗腺及口鼻腔黏膜分泌减少变稀，副交感神经兴奋时，则引起上述腺体分泌增多，变稠。

六、问睡眠

睡眠是人体适应自然界昼夜节律性变化，维持机体阴阳平衡协调的重要生理活动。睡眠的情况与人体卫气的循行和阴阳的盛衰有着密切的关系。在正常情况下，卫气昼行于阳经，阳气盛则醒；夜行于阴经，阴气盛则眠。此外，睡眠还与人体气血的盛衰、心肾等脏腑的功能活动有着密切的关系。人体自主神经系统同自然界的昼夜节律一样也有着周期性变化，当人体自主神经调控的神经－内分泌－免疫网络处于一种动态平衡时，人体规律的作息习惯适应自然界这种节律变化，故能夜寐安。

七、问饮食口味

主要是询问口渴与饮水、食欲与食量以及口中气味等情况。饮食及口味的异常，不仅提示津液的盈亏、脾胃运化的失常，也能够反映疾病的寒热虚实性质。

八、问二便

大便由肠道排出，但与脾胃的腐熟运化、肝的疏泄、肾阳的温煦及肺气的肃降有着密切的关系。小便由膀胱排出，但与脾的运化、肾的气化、肺的肃降及三焦的通调水道等有着密切的关系。人体尿道的括约肌、膀胱逼尿肌以及皮质排尿中枢均受到自主神经调控。当交感神经兴奋时，皮质排尿中枢储存尿液，尿道内括约肌收缩，膀胱逼尿肌松弛；当副交感神经兴奋时，尿道内括约肌松弛，膀胱逼尿肌收缩，皮质排尿中枢排空膀胱，共同完成排尿的过程。又如交感神经兴奋时，胃、大肠、小肠降低蠕动消化和分泌；副交感神经兴奋时，胃、大肠、小肠增强蠕动消化和分泌。

（整理：糟玉琴）

切 诊

切诊又称切脉，是医生用手指对人体某些特定部位的动脉进行切按，体验脉动应指的形象，以了解健康或病情，辨别病证的一种诊察方法。脉，即脉道，是血液汇聚之处，也是气血运行的通道，脉有约束、控制和推进血液沿着脉道运行的作用。人体的血脉贯通全身，内连脏腑，外达肌表，运行气血，周流不休，所以脉象能够反映全身脏腑功能、气血、阴阳的综合信息。心血和心阴是心脏生理功能活动的物质基础，心气与心阳是心脏的功能活动。心阴心阳的协调，是维持正常脉搏的基本条件。生理状态下，心气旺盛，血液充盈，心阴心阳调和时，心脏搏动的节奏和谐有力，脉搏亦从容和缓，均匀有力。反之可以出现脉搏过大过小，过强过弱，过速过迟或节律失常等变化。

现代医学虽然没有将中医脉诊列为生命体征之一，但是血压和心率的变化，恰恰又能佐证中医脉诊的一部分。血压是血液在血管内流动时作用于血管壁的侧压力，它是推动血液在血管内流动的动力，血压 = 每搏输出量 × 心率 × 外周血管阻力。心率的变化又离不开自主神经的调节。正常脉象也称为平脉，是指正常人在生理条件下出现的脉象，既具有基本的特点，又有一定的变化规律和范围，而不是固定不变的某种脉象。

正常脉象的特点：有胃（从容、和缓、流利）、有神（柔和有力、节律整齐）、有根（尺以候肾，沉以候肾，肾气的盛衰）。较为典型的脉象：第一，数脉与迟脉。数脉主热证，亦主里虚证；迟脉主寒证，亦见于邪热结聚。第二，反映节律的涩脉与结代脉。心脏的节律主要决定于心脏自身节律点的自律性，自主神经通过释放相应的神经递质对心脏节律实施调控。正常的心脏节律体现着心脏自主神经的动态平衡，一旦平衡遭到破坏，则会出现节律改变，引起心律失常。

（整理：糟玉琴）

人体阴阳实质之治则篇

“阴阳者，天地之道也，万物之纲纪，变化之父母，生杀之本始，神明之府也，治病必求于本”。《素问·阴阳应象大论》开篇就指出阴阳是天地间万物、变化、生杀、神明、治病的根本规律，而阴阳失去平衡是疾病的基本病机，因此中医无论是对未病状态还是对已病状态，其治疗原则都是调整阴阳。调整阴阳，即指纠正疾病过程中机体阴阳的偏盛偏衰，损其有余、补其不足，恢复人体阴阳的相对平衡。“岐伯曰：谨察阴阳所在而调之，以平为期，正者正治，反者反治”（《素问·至真要大论》），《伤寒论》中进一步论述：“观其脉诊，知犯何逆，随证治之。”这是中医治疗疾病的总治则，无论是热者寒之，寒者热之，还是虚者补之，损者益之等，目的都是通过各种治疗手段（方药、针灸、推拿、按摩等）调节阴阳，使机体从阴阳失衡的病理状态恢复到阴平阳秘的生理状态。何复东老师认为，现代医学对生命规律的认识逐步由整体器官水平向细胞分子，乃至基因水平的深入，现代医学越来越重视机体整合调控机制的探索。人体各个细胞、器官、系统的功能活动不仅依靠神经内分泌系统的调节，而且有赖于免疫系统的参与。神经、内分泌、免疫三大系统在保持平衡协调的同时，完成对内环境稳态即循环、呼吸、消化、泌尿、造血、生殖等系统的调节整合。自主神经系统在大脑皮质和下丘脑等高级神经中枢的调控制约下，通过释放激素、神经递质及受体等多种方式，对机体在生理功能上的调整和平衡，以及对各种内、外界环境变化的应对上发挥着重要作用。例如：乙酰胆碱是中枢和周围神经系统中重要的经典神经递质之一，而它需要与相应的受体相结合，作用于相应的靶点而发挥特定的作用，而这个过程并非一帆风顺，胆碱能受体拮抗剂是一类结构与乙酰胆碱类似，并能与乙酰胆碱竞争受体结合位点的一种化合物，该类药物与受体有较高的亲和力，但缺乏胆碱递质的生物活性，从而阻碍了胆碱能神经的传递功能。类似这样通过相互影响、相互制约从而保持人体生理功能动态平衡的方式不胜枚举，这正是由自主神经主导的神经－内分泌－免疫网络调控人体阴阳平衡的重要手段之一，也正是这种遍布全身的网络及这种微妙的相互依存、相辅相成及相互制约的关系，方彰显人体之奥妙。因此，通过不同的方式、不同的路径调节自主神经功能，从而影响遍布全身的神经－内分泌－免疫网络，就可以达到治疗疾病目的。

一、治则

（一）损其有余

损其有余，即“实则泻之”，适用于人体阴阳中任何一方偏盛有余的实证。

1. 泻其阳盛

对“阳盛则热”的实热证，依据阴阳对立制约原理，宜用寒凉药物以泻其偏盛之阳热，此即“热者寒之”之意。由于“阳盛则阴病”，阳偏盛的同时易导致阴气的亏减，此时不宜单纯清其阳热，还须兼顾阴气的不足，即清热的同时配以滋阴之品，即祛邪为主兼以扶正。

2. 损其阴盛

对“阴盛则寒”的实寒证，宜用温热药物以消解其偏盛之阴寒。此即“寒者热之”之意。由于“阴盛则阳病”，阴偏盛的同时易导致阳气的不足，此时不宜单纯温散其寒，还须兼顾阳气的不足，即在散寒的同时配以扶阳之品，即祛邪为主兼以扶正之法。

无论是泻其阳盛，还是损其阴盛，目的是为了调整阴阳，使阴阳平衡，使人体达到一个较为和谐的状态。如通过肺的宣发和肃降的统一，可以调节呼吸运动，使呼吸畅顺；通过肝的疏泄和藏血的平衡，可以调节血液循环，维持身体的正常代谢；通过脾的升清和胃的降浊的平衡，可以促进身体的消化吸收。这些方法体现了中医学中对立统一的整体思维方式。无独有偶，自主神经在功能上也具有相互拮抗和协调的作用，即一个系统的功能增强时，另一个系统的功能就会减弱。如迷走神经对心脏有抑制作用，而交感神经对心脏有兴奋作用；迷走神经对胃肠平滑肌具有增强其蠕动频率和力量的作用，而交感神经对胃肠平滑肌有抑制作用等。由交感神经单一支配的汗腺、竖毛肌、血管以及肌肉内的血管和肾上腺髓质等，在交感神经兴奋性增高时汗腺分泌增多，反之则减少。

（二）补其不足

补其不足，即“虚则补之”，适用于人体阴阳中任何一方虚损不足的病证。依据阴阳相互制约、阴阳互根原理调补阴阳，使阴阳平衡。阴阳两虚者，则宜阴阳并补。

1. 阴阳互制之调补阴阳

当阴虚不足以制阳而致阳气相对偏亢时，会出现虚热证，治宜滋阴以抑阳。唐·王冰言：“壮水之主，以制阳光。”《素问·阴阳应象大论》曰：“审其阴阳，以别柔刚，阳病治阴……”这里的阳病指的是阴虚则阳气相对偏亢，治阴即补阴之意。

当阳虚不足以制阴而致阴气相对偏盛时，出现虚寒证，治宜扶阳抑阴。唐·王冰言：“益火之源，以消阴翳。”《素问·阴阳应象大论》曰：“……阴病治阳，定其血气，各守其乡。”这里的“阴病”指的是阳虚则阴气相对偏盛，治阳即补阳之意。

2. 阴阳互济之调补阴阳

对于阴阳偏衰的虚热及虚寒证的治疗，明·张介宾提出了阴中求阳和阳中求阴的治法，他说：“善补阳者，必于阴中求阳，则阳得阴助而生化无穷；善补阴者，必于阳中求阴，则阴得阳升而泉源不竭。”《景岳全书·新方八阵》曰，此即“阴阳互济”的方法。据阴阳互根原理，补阳时适当佐以补阴药谓之阴中求阳，补阴时适当佐以补阳药谓之阳中求阴。其意是使阴阳互生互济，不但能增强疗效，同时亦能限制纯补阳或纯补阴时药物的偏性及副作用。如肾阳虚衰而相火上僭的虚热证，可用滋阴降火的知柏地黄丸，少佐温热的肉桂以阳中求阴，引火归原。

3. 阴阳并补

对阴阳两虚者，可采用阴阳并补之法治疗，但须分清主次。阳损及阴者，以阳虚为主，在补阳的基础上辅以滋阴之品；阴损及阳者，以阴虚为主，在滋阴的基础上辅以补阳之品。应当指出，阴阳互济之调补阴阳并补两法，虽然用药上都是滋阴、补阳并用，但主次分寸不同，且适应的证候有别。

4. 回阳救阴

此法适用于阴阳亡失者。亡阳者，当救阴以固脱。由于亡阳与亡阴实际上都是一身之气的突然大量脱失，故治疗时都要兼以峻剂补气，常用人参等药。此外，对于阴阳格拒的治疗，则以寒因寒用、热因热用之法治之。阳盛格阴所致的真热假寒证，其本质是实热证，治宜清泻阳热，即寒因寒用；阴盛格阳所致的真寒假热证，本质是寒盛阳虚，治宜温阳散寒，即热因热用。

在正常情况下，由于大脑皮质的制约和协调作用，这种相互拮抗性促使自主神经系统能从正反两个方面监控和协调各个系统、各个脏器和腺体以及其间的活动，使上述各脏器和腺体的各项功能保持协调一致，以保证机体内环境的持续稳定性。对外环境的各种变化和刺激，主要是通过交感神经系统和机体各相应的器官和组织功能的广泛激活，引起明显和超常态的生理反应，以利增强机体对外环境变化的应对性。一旦外界变化、应激消失和减弱后，由于副交感神经活动的相继增强，限制机体能量的消耗和增强机体能量的储存，促使由交感神经系统激活的各项机体功能恢复平静和正常，以维持机体内环境的重新稳定。

内脏器官一般有交感与副交感神经的双重支配。在自主神经系统与机体系统间存在着极其紧密而相互的依存关系。如自主神经系统损伤不仅能引起其自身的功能障碍，还可引起其他系统相应的功能障碍；相反，其他系统疾病也可直接或间接影响自主神经系统的功能。人体的自愈能力是一切治疗手段发挥作用的内因，不同医学体系的不同治疗方法都是外因，内因是事物发展的根本原因，外因通过内因而起作用，但外因是事物发展的必要条件，对事物的发展过程有直接的影响。内因与外因的复杂性，决定了疾病千差万别，导致医道玄冥幽微，变化难及，故需要因人、因地、因时制宜，需要同病异治，异病同治，中医的个体化治疗也正是中医辨证施治的体现。

总之，运用阴阳学说以指导治疗原则的确定，其最终目的在于选择有针对性的调整阴阳之措施，以使阴阳失调的异常情况复归于阴阳动态平衡的正常状态，亦即调整自主神经控制的神经－内分泌－免疫网络。

附：自主神经系统的功能表（表3－1）

表3－1　自主神经系统的功能表

器官	交感神经兴奋性增高时	副交感神经兴奋性增高时
瞳孔	放大（扩大肌收缩）	缩小（括约肌收缩）
眼裂	扩大（上睑板肌收缩）	缩小（上睑板肌松弛）
泪腺	作用甚微	分泌增多
唾液腺	唾液减少、变稠	唾液增多、变稀
口/鼻腔黏膜	黏液减少、变稠	黏液增多、变稀
心脏	心率增快	心率减慢
支气管	扩张	收缩
汗腺、乳腺、立毛肌	分泌增多与立毛肌和乳头勃起	
血管	收缩	影响很小
胃	降低蠕动和分泌	增强蠕动和分泌

续表

器官	交感神经兴奋性增高时	副交感神经兴奋性增高时
小肠	降低蠕动、消化和吸收	增强蠕动、消化和吸收
大肠	降低蠕动和分泌	增强蠕动和分泌
肛门括约肌	收缩	松弛
肝	增强肝糖转化成葡萄糖	增强肝糖储存
脾	促进收缩	减少收缩
胰腺泡	增加分泌	增强酶形成
肾	减少尿液分泌	增加尿液分泌
肾上腺髓质	增加分泌	减少分泌
膀胱逼尿肌	松弛	收缩
尿道内括约肌	收缩	松弛
皮质排尿中枢	抑制（储存尿液）	兴奋（排空膀胱）
性器官	血管收缩、输精管、精囊、前列腺、子宫肌收缩和射精	血管扩张和勃起

（整理：王永强）

人体阴阳实质之治法篇

汗、和、下、消、吐、清、温、补八种治疗大法，简称“八法”，是由清代医家程钟龄对历代医家治法进行归纳总结后提出的。《医学心悟·医门八法》：“论病之源，从内伤、外感四字括之。论病之情，则以寒、热、虚、实、表、里、阴、阳八字统之。而论治病之方，则又以汗、和、下、消、吐、清、温、补八法尽之。”正如自主神经系统在大脑皮质和下丘脑等高级神经中枢的调控制约下，对机体内在生理功能上的调整和平衡，以及对各种内、外界环境变化的应对上发挥着重要的作用。因此通过不同的方式、不同的路径调节自主神经功能，从而影响遍布全身的神经－内分泌－免疫网络，达到治疗目的。

一、汗法

汗法即通过开泄腠理，调畅营卫，宣发肺气，以促进发汗，使在表的邪气随汗而解的一种治疗方法。比如常用的解热镇痛药，对乙酰氨基酚，其药理作用就是通过抑制下丘脑体温调节中枢前列腺素合成酶。减少前列腺素 E1（PGE1）、缓激肽和组胺等的合成和释放。PGE1 主要作用于神经中枢，它的减少将导致中枢体温调定点下降，体表温度感受器感觉相对较热，进而通过神经调节引起外周血管扩张、出汗而达到解热的作用。

二、吐法

吐法即通过宣壅开郁和涌吐的作用，以祛除停留在咽喉、胸膈、胃脘等部位的痰涎、宿食、毒物的一种治疗方法。《素问·阴阳应象大论》中“其高者，因而越之”是本法最早的理论依据。口服有机磷农药中毒是急诊科的常见病，病情凶险、变化快，易致呼吸肌麻痹，呼吸肌麻痹引起周围性呼吸衰竭是急性有机磷中毒重要的死因之一。因此彻底清除毒物，最大限度地减少毒物吸收是抢救成功的关键。一旦发现经口中毒者，应首先抽出胃液和毒液，并用2%碳酸氢钠或者1%盐水反复洗胃，直至洗出液不含农药味。有机磷农药中毒死亡患者有20%与洗胃不彻底有关。

三、下法

下法即通过泻下通便，使积聚体内的宿食、燥屎、冷积、瘀血、水饮等有形实邪排出体外的一种治疗方法。胃肠道是人体内特殊器官，它既隐藏于体内，又与外界相通，生理情况下胃和小肠处于相对无菌状态，是人体内能源物质的主要提呈器官，同时亦参与体内免疫、屏障、代谢、内分泌等重要功能。临床上，胃肠功能障碍和衰竭是危重症患者最常见的并发症之一，其救治成败直接影响患者的治疗质量和预后。传统的观点认为，胃肠道仅是一个消化器官，近年来的研究证明，胃肠道是危重病病理生理过程的积极参与者：胃肠营养障碍，患者自身抵抗力下降，易并发感染性并发症；胃肠蠕动减弱或消失，肠道内细菌和毒素排泄障碍，肠道菌群紊乱；胃肠黏膜糜烂、水肿，屏障功能破坏，肠道内细菌和毒素侵入循环系统；胃肠道免疫屏障减弱，为肠源性感染的发生奠定了物质基础。大黄是传统的中草药，中医学认为大黄具有下瘀血、破癥瘕积聚、荡涤胃肠、推陈致新之功效，研究结果显示，危重症患者给予大黄预防性治疗后，中毒性肠麻痹和应激性胃肠黏膜病变的发生率明显降低，且多器官功能障碍综合征（MODS）的发生率亦显著低于非预防组；大黄对应激性胃肠黏膜病变伴出血的有效率达 70% 以上，再出血发生率较低。此外，大黄还能有效缓解中毒性肠麻痹，其中近一半以上的患者能耐受 2090kJ 以上胃肠营养。研究证明，大黄对危重症患者胃肠黏膜有很好的保护作用，能促进胃肠蠕动和胃肠营养的恢复。大黄的上述药理作用对阻断肠源性感染病理环节，对失控的炎症反应缓解、控制有重要作用。

四、和法

和法是通过和解与调和作用，以和解表里、疏邪扶正、调整脏腑功能的一种治疗方法。有的药物对单核巨噬细胞系统功能的影响，增强巨噬细胞吞噬功能，如防风、桂枝、苏叶、生姜、柴胡等。有的药则抑制其吞噬功能，如苍耳子、细辛、蝉蜕等。白芷则对郎格汉斯细胞有抑制作用。如葛根、细辛、蝉蜕、柴胡等对免疫器官的影响，可以降低胸腺重量或指数。防风能拮抗氢化可的松引起的脾重减轻。苍耳子、细辛、白芷等对细胞免疫有抑制作用，而葛根有促进作用，桂枝汤呈调节作用。生姜、慢性鼻炎汤、大黄桂枝汤等对体液免疫有促进作用，苍耳子、细辛、复方黄芩汤、蝉蜕等起抑制作用，桂枝汤则显调节作用。

五、温法

温法即通过温里、祛寒、回阳、通脉等作用，以消除脏腑经络寒邪的一种治疗方法。《素问·至真要大论》中“寒者热之”“治寒以热”是本法最早的理论依据。附子为毛茛科植物乌头的旁生块根（子根），味辛甘，性大热，有毒，为补助元阳之主药，有回阳救逆、逐寒燥湿、温助肾阳之功。研究表明，用不同的制剂在不同的实验模型上，附子均有强心作用，尤其在心功能不全时该作用更为显著。附子提取物对大鼠心肌缺血和心律失常有显著的对抗作用。附子水煎剂对主动脉的舒张作用是内皮依赖性的，且与内皮释放的一氧化氮（NO）有关。实验还发现，附子有扩张外周血管的作用，其煎剂可明显扩张麻醉犬和猫的后肢血管，使血流增加。附子中2种糖复合物有抗癌、抗衰老和增强免疫功能的作用。附子能显著刺激小鼠脾淋巴细胞分泌白介素-2（IL-2），并可能与其促进细胞代谢功能的药理特性有关。提示附子有通过刺激IL-2分泌来参与调节机体免疫功能的作用。另有实验表明，附子水煎液对免疫功能的影响，表现为增强脾细胞、产生抗体，提示附子有明显增强抗体产生的作用。

六、清法

清法即指通过清泄气分、透营转气、凉血散血、泻火解毒等，以清除体内温热火毒之邪，是治疗里热证的一种治疗方法。《素问·至真要大论》中“热者寒之”“治热以寒”是本法最早的理论依据。有些清热药可以拮抗、中和多种微生物的内外毒素，对细菌内毒素等致热源有解毒作用。这是清热药物抗感染作用机制的一个方面。众多清热药能提高抗体的免疫功能，增强抗病能力，抑制对机体不利的免疫反应。绝大多数清热药都有促进单核、巨噬细胞的吞噬功能。多数清热药都有抗炎作用，其中一部分，如黄芩、银花、青蒿、天花粉还有明显的抑制超敏反应作用，而金银花、连翘、白花蛇舌草等还有促进 T 淋巴细胞活化及特异性抗体生成的作用。

七、补法

补法即通过补益、滋养人体气血阴阳，或加强脏腑功能，是治疗因气血阴阳不足或脏腑虚弱所引起的虚证的一种治疗方法。《素问·三部九候论》中的“虚则补之”，《素问·玉机真脏论》中的“损者益之”“劳者温之”以及《素问·阴阳应象大论》中的“形不足者，温之以气，精不足者，补之以味”，是本法最早的理论依据。大凡虚证多有不同程度的免疫功能低下或紊乱，补虚药物有增强免疫功能的作用，如人参、党参、黄芪、白术、刺五加、当归、地黄、鹿茸、枸杞子、灵芝、淫羊藿、虫草等能促进单核、吞噬细胞功能，促进 T 淋巴细胞活化，提高活性及特异性抗体生成，有的还有诱生干扰素的作用。因此有抗感染、提高免疫力等作用。其中一些药物（尤其是补血药），如鹿茸、枸杞子、何首乌、阿胶、地黄、当归、冬虫夏草、桑子、女贞子等还能明显的增强骨髓（中枢免疫器官）的造血功能，可治疗化疗引起的白细胞减少及某些自身免疫性疾病。

八、消法

消法即通过消食导滞和消坚散结等作用，消除体内因气、血、痰、水、虫、食等久积而成的有形之痞结癥块的一种治疗方法。《素问·至真要大论》中“坚者削之”“结者散之”“逸者行之”为本法最早的理论依据。出血症在一些过敏性疾病中或自身免疫性疾病中可常见，如类风湿、红斑狼疮、新生儿溶血、过敏性紫癜、血小板减少性紫癜、急性出血性坏死性肠炎等，常使用活血和止血药。此外，肿瘤和一些化脓性感染性疾病亦用。其机制可能与抗炎和增强免疫的功能有关。恶性肿瘤高凝状态，用活血化瘀药改善微循环，对肿瘤的发生、发展、转移、恶化均密切相关。现代药理研究证实，花生衣、苎麻根、牛西西能改善心血管功能，对免疫功能意义有影响，除止血外，还有抗炎作用，可降低血管通透性。如大黄能抑制前列腺素、内毒素，川芎能抑制血小板等炎症介质的释放。三七、牛膝、丹参、川芎、桃红、艾叶能抑制迟发性超敏反应。川芎、桃仁能抗过敏，大黄、红花、郁金、蒲黄等成分有免疫抑制作用。侧柏叶、七叶莲抗组胺，抗乙酰胆碱，三七、茜草可以促进骨髓造血。

神经－内分泌－免疫网络在体内通过一些共同的介导物质——神经递质、激素和细胞因子交换信息、相互作用，使机体在生理、病理条件下通过此网络调节来校正。如同阴阳在人体保持着对立统一的协调关系，处于动态平衡的状态。

上述“八法”即遵“补其不足，损其有余”原则而调整阴阳，终致人体“阴平阳秘”的平衡状态，即达到疾病的痊愈，正如西医学通过调节神经－内分泌－免疫网络，从而达到交感神经与副交感神经协调平衡的状态。

（整理：朱琳琳）

人体阴阳实质之中药药性篇

中药作为我国传统医学治疗疾病的重要载体被广泛应用到医学实践中，历经数千年的实践应用，有着丰富的临床使用经验。从神农尝百草中起源，在春秋秦汉中奠基，于两晋隋唐中成长，至宋元突破飞跃，到明清屹立高峰，其发展历史充分体现了中药的源远流长，于四气五味、升降沉浮、归经含毒、十八反、十九畏间，见证了古人的智慧和中药的魅力。

中药性能是指药物在预治疾病过程所体现出来的性质和功能，是在中医药理论指导下认识和使用中药，并用以阐明药物奏效机理的理论依据，简称“药性”。“药性”一词最早见于《神农本草经》，其序例中曰：“药性有宜丸者、宜散者、宜水煮者、宜酒渍者、宜膏煎者，亦有一物兼宜者，亦有不可入汤酒者，并随药性，不得违越。”陶弘景《本草经集注》中，药性一词则广泛应用，如“药性所主，当以识识相因”“上品药性”“中品药性”“下品药性”“案今药性，一物兼主十余病者……”等，其药性主要与药物的功效及主治病证有关。《述用本草药性》《药性论》等的“药性”还包括性味、毒性、七情配伍、君臣佐使、用药禁忌、炮制、用量确定及折算等。中医药纳入高等教育后，《中药学》教材的药性主要集中在四气、五味、归经、升降浮沉、毒性，及补泻、润燥、走守、猛缓、动静、刚柔等方面。

随着现代科学技术的不断发展和进步，中药药性和药理的实验研究日益深入，目前，神经－内分泌－免疫网络的理论研究已渗透到中药药理学的研究中。何复东老师及其团队通过系统查阅现代药理药性研究结果，从神经－内分泌－免疫网络的角度探究中医药的作用机理。中药通过多种成分的综合调节作用，影响人体的神经－内分泌－免疫系统，以调整机体的平衡状态。中药具有多靶点、多成分的特点，从而对机体的各个层面可以进行调节。中药还通过多个环节、多个途径的作用，以及多个层次的调控来发挥治疗作用。这种综合调节的特点使得中药能够对疾病进行全面、系统的干预。中药的治疗效果不仅仅是通过单一的作用靶点或途径来实现，而是通过对整个网络的综合调节实现机体的平衡和康复。深入了解中药在神经－内分泌－免疫系统中的调节作用，可以为中医药的应用提供科学依据，并推动中药的现代化研究。这种综合研究的学术价值和实际应用前景，将进一步促进中医药的发展和创新。

一、中药对下丘脑－垂体－肾上腺轴（HPAT）的调节作用

何复东及其团队通过对神经－内分泌－免疫网络的深入研究认为，对于一些自身免疫性疾病，用大剂量糖皮质激素治疗，在激素减量撤退过程中，可以运用中药来减轻肾上腺皮质功能失衡状态。如阴虚时用生地、龟甲类滋阴药物，阳虚时用附子、肉桂类温阳药物，这两类药都能增强肾上腺皮质功能，选用得当则疗效明显，否则加重病情。如大鼠注射 T3（三碘甲状腺原氨酸）或醋酸氢化可的松可造成甲状腺功能亢进及肾上腺皮质功能亢进的阴虚证模型，大鼠脑、肾－β 受体的最大结合点位数值均显著升高，M－受体的变化与 β－受体变化相反，可用滋阴药纠正。小鼠饮服含有甲硫氧嘧啶的饮水形成甲状腺功能减弱的阳虚证模型，副交感神经 M－受体－cGMP 系统的功能亢进，可用温热药能纠正。

二、中药调节免疫功能

免疫系统的功能在机体稳态失衡发生疾病过程中占至关重要的地位。目前在免疫系统方面的研究，主要是从免疫细胞（包括各型淋巴细胞、单核细胞、巨噬细胞、肥大细胞、浆细胞等）作为切入点，研究其活性和功能状况来反映免疫系统的功能。近年来随着对中药有效成分及

其药理的深入研究，尤其对中药中多糖、黄酮、生物碱、皂苷等对免疫功能的影响的研究，发现了许多中药具有提高免疫、抑制免疫或双向调节免疫的作用。有文献报道，中成药“抑肺抗瘤饮”可以增强小鼠 T 淋巴细胞活性，抑制小鼠肿瘤细胞的生长，参与调节了免疫系统功能状态，通过提高自然杀伤细胞（NK）、白介素－2（IL－2）的水平，降低 β－内啡肽（β－End）、雌二醇的水平。作用机理除与提高细胞免疫功能有关，还与降低 β－End、雌二醇的含量有关。β－End 可能是应激时导致免疫功能下降的免疫抑制因子。在大鼠腹腔感染模型实验中，用活血化瘀方剂治疗，发现血液中单核细胞分泌肿瘤坏死因子及白细胞介素 6 的功能发生改变，同时发现对β－内啡肽、血管活性肠肽也具有调节作用；复方中药“二至丸”对小鼠自然杀伤细胞具有增殖效应，同时也影响 β－内啡肽、性激素、胰岛素、刀豆素以及血浆胆固醇含量的改变；中药人参、枳壳、淫羊藿、地黄等对免疫细胞的功能具有一定的调节作用。

（一）提高免疫功能的中药

现代药理研究证实，人参、党参、黄芪、白术、黄精、灵芝、甘草、茯苓、大枣等补气健脾类中药均有提高淋巴细胞免疫和体液免疫的作用；天花粉、鳖甲、白花蛇舌草、女贞子、当归、柴胡等有提高体液免疫功能的作用；南沙参、枸杞子、石斛、薏苡仁、猪苓、柴胡等有提高细胞免疫功能的作用。中药免疫增强剂对多种免疫细胞有或多或少不同程度的影响。当中药免疫增强剂应用于胸腺淋巴系统时，T 细胞被诱导进一步分化增殖，形成效应细胞，最终产生具有免疫性的淋巴因子，促进淋巴细胞总数增加。有研究表明，很多复合中药汤剂如加味四君子汤、理中汤等均能不同程度提高免疫器官脾脏 NK 细胞的活性，从而提高机体免疫力。免疫因子是一类小分子蛋白质，中药对免疫因子的促进作用主要是通过调节机体的免疫功能及参与一些炎症反应。许多中药还可通过网状内皮系统并使其激活来诱生多种细胞因子，从而增加具有免疫细胞因子的数目，达到增强机体免疫功能。研究发现，西洋参对 IL－6，IL－23A、INF－α 等大多数细胞因子产生上调作用，而对 TNF－β 及 IL－13 等少数细胞因子产生下调作用，从而达到增强免疫细胞作用。

（二）抑制免疫功能的中药

现代中药药理研究发现，北沙参、郁金、细辛、忍冬藤、生蒲黄、白鲜皮能抑制细胞免疫和体液免疫。土茯苓、决明子能抑制细胞免疫。

中药抑制炎症反应：炎症是机体对外界刺激的防御反应。Yuan QY 在研究铁线草的抗炎活性中发现，从铁线草中提取的一定浓度的乙醇提取物可明显抑制前列腺素 E2、

IL－6 及 TNF 的分泌，还可通过抑制 NF－KB 活性，从而发挥炎症因子免疫抑制作用。

中药抑制超敏反应：超敏反应又称变态反应，是一种异常的、过高的免疫应答模式。李覃等研究发现，青蒿素可减轻迟发型超敏反应小鼠的耳肿胀程度，说明青蒿素可抑制超敏反应的发生。

中药对自身免疫性疾病的作用：目前自身免疫性疾病数目及种类越来越多，且病程长，难以扭转。如发生于关节对称部位的类风湿性关节炎、难治愈的系统性红斑狼疮等。

中药抑制排斥反应：当同种异体器官、组织或细胞发生移植时，宿主会发生排斥移植物特异性免疫应答反应。中药免疫抑制剂能抑制器官移植引起的急性排斥反应。中药免疫抑制剂能抑制器官移植引起的急性排斥反应。于小迪等在实验小鼠移植小肠时使用青蒿素衍生物青蒿琥酯，发现青蒿琥酯可使 IFN－α 及 IL－2 移植，从而降低其表达，延长移植大鼠的存活时间。

（三）双向调节免疫功能的中药

现代中药药理研究发现，生地、玄参、麦冬、天冬、何首乌具有双向调节免疫功能。另外需要强调的是，药物药理都有其两面性，如补气药中的人参、黄芪能明显提高机体免疫功能，对免疫功能低下的肿瘤患者、慢性支气管炎患者、肺气肿的患者、血液细胞低下的患者之气虚、气阴两虚型的临床疗效明显。但对于患有自身免疫性疾病的患者，因人参、黄芪能激活抗体，不适合此类疾病的治疗，即使是气虚型也要谨慎使用。有些中药的某种成分可以发挥免疫增强作用，另一成分还可发挥免疫抑制作用，在免疫调节方面具有双向调节能力。Jordan 等发现冬虫夏草能够通过不断的刺激巨噬细胞产生免疫性细胞因子，从而提高免疫细胞的免疫能力，但是冬虫夏草中该草小部分衍生物如 FTY720 却发挥着免疫抑制作用。

三、调节下丘脑 - 垂体 - 靶腺 - 免疫轴的中药

下丘脑 - 垂体 - 肾上腺 - 胸腺轴（HPAT 轴）是由丘脑、垂体、肾上腺和胸腺组成的一个调节免疫功能的神经内分泌系统，是神经 - 内分泌 - 免疫网络的枢纽。丘脑是 HPAT 轴的起始点，它通过分泌促肾上腺皮质激素释放激素（CRH）来刺激垂体前叶分泌促肾上腺皮质激素（ACTH），ACTH 通过血液循环到达肾上腺，刺激肾上腺皮质分泌糖皮质激素（如皮质醇）。而胸腺则是免疫器官之一，可以影响 T 细胞分化和成熟。在 HPAT 轴调节下，糖皮质激素可以抑制机体的炎症反应和免疫功能，因此被广泛应用于治疗各种炎症和自身免疫性疾病。同时，糖皮质激素还可以提高机体抗应激能力，在一定程度上增强身体的免疫力和抗病能力。因此，HPAT 轴和其中的糖皮质

激素在免疫系统的调节中具有重要作用。

中药中部分养阴药、补气药、补肾药、祛风湿药具有提高肾上腺皮质功能，能促进肾上腺糖皮质激素分泌，从而提高人体内皮质激素水平，有的是直接作用于肾上腺皮质，有的是通过下丘脑－垂体－肾上腺轴，有的通过调控下丘脑－垂体－性腺轴而提高性激素水平，从而提高性功能。例如温热药人参、黄芪、白术、熟地黄、当归、鹿茸、肉苁蓉、刺五加、何首乌等可兴奋下丘脑－垂体－肾上腺皮质轴，使血液中 ACTH、皮质醇含量升高；附子、肉桂、紫河车、人参、黄芪、何首乌等具有兴奋下丘脑－垂体－甲状腺轴的作用，使血液中促甲状腺激素或血清总三碘甲状腺原氨酸（T3）、四碘甲状腺原氨酸（T4）水平升高；人参、刺五加、淫羊藿、附子、肉桂、鹿茸、紫河车、补骨脂、冬虫夏草、蛇床子、仙茅、巴戟天等可以兴奋下丘脑－垂体－性腺内分泌轴。长期给予动物温热药可使其甲状腺、肾上腺皮质以及卵巢等内分泌功能增强；而寒凉药则使这些内分泌系统功能受到抑制。右归饮可有效参与调节 HPAT 轴，能提高 HPAT 轴抑制模型大鼠血浆 ACTH、皮质醇（CORT）含量，同时引起 T 淋巴细胞增殖反应与自然杀伤细胞活性明显增强及白介素－2、干扰素－γ 水平显著提高。其机制可能为右归饮先作用于免疫系统，通过 T 淋巴细胞、NK 细胞等以及由这些细胞产生的多种细胞因子，进而使 HPAT 轴低下状态得以改善。淫羊藿可有效改善皮质酮对 HPAT 轴形态与功能的抑制，与右归饮有相似作用，提示淫羊藿直接提高 HPAT 轴形态与功能，间接纠正因 HPAT 轴失调导致的全身各系统功能紊乱。

1. 保护免疫器官，增加免疫器官的重量的中药

中药当归、绞股蓝、何首乌、鹿茸、肉苁蓉、五味子、淫羊藿等均可使脾脏重量和胸腺重量明显增加；玉屏风散可以预防风寒刺激介导的免疫器官萎缩和重量减少，从而有效地预防淋巴细胞免疫功能的抑制，也可增加脾脏重量和胸腺的重量。人参、五灵脂煎液能增加环磷酰胺所致免疫器官功能低下的小鼠胸腺重量。由阿胶、人参、熟地黄、神曲、山楂组成的复方可促进胸腺网质上皮细胞的分泌，从而增加 T 细胞的增殖。由人参、肉桂、甘草、生姜组成的保元汤能广泛作用于淋巴结的副皮质区而强化 B 细胞介导的体液免疫功能。独活寄生汤可增加胸腺、脾的重量，增加巨噬细胞吞噬指数，提高单核巨噬细胞对血中胶体碳的廓清速率，对迟发型超敏反应有抑制作用。

2. 减轻免疫器官重量，促使免疫器官萎缩的中药

中药雷公藤、蝉蜕、秦艽、蒲黄、肉桂、细辛、葛根、柴胡、木瓜、白术、薤白等可使胸腺萎缩、脾脏重量下降，脾脏萎缩，但停药后可恢复。补虚药可增强机体的免疫功能，产生扶正祛邪的作用。在物质代谢方面，补虚药对肝脏、脾脏和骨髓等器官组织的蛋白质的合成有促进

作用，能改善脂质代谢、降低高脂血症。在神经系统方面，主要是能提高学习记忆功能。补虚药还能改善虚证患者的内分泌功能，具有延缓衰老、抗氧化、增强心肌收缩功能，抗心肌缺血、抗心律失常、促进造血功能，改善消化功能、抗应激及抗肿瘤等多方面作用。

四、调节神经－内分泌－免疫网络

神经－内分泌－免疫网络（NEI 网络）是整体性维护机体稳态的重要物质体系。已有颇为丰富的资料表明，补益类中药及其复方或某些补益中药的天然活性成分提高免疫功能的作用是通过 NEI 网络而起整体性调节作用的。人类由于衰老、应激，以及医源性的应用糖皮质激素，造成神经－内分泌－免疫功能的紊乱，使机体整体性稳态被破坏而引发一系列疾病，因此，对 NEI 网络的调控便成为极为重要的课题，越来越多的研究发现，补益类中药的活性成分可作用于 NEI 网络，显示出中医药对 NEI 网络调控的优势和具有可挖掘的潜力。早在 20 世纪 60 年代，沈自尹等发现，补肾药与可的松同用可使大鼠胸腺重量明显下降、胸腺萎缩，但无糖皮质激素抑制免疫功能的副反应；同时以药物验证的方法证实了补肾药能提高衰老过程中已降低的去甲肾上腺素（NE）和多巴胺（DA）含量，改善 5－羟色胺（5－HT）、5－羟吲哚乙胺（5－HIAA）含量，抑制单胺氧化酶活性，明显减轻老年大鼠垂体的增大、增重，提高腺垂体内黄体生成素、促肾上腺皮质激素（ACTH）、促甲状腺激素等含量。通过调整衰老过程中下丘脑各神经递质间的平衡失调而影响下丘脑功能，延缓垂体、靶腺和免疫功能的衰退，从而证明补肾药能延缓神经－内分泌－免疫方面的衰老进程，其对NEI网络的作用可能是多环节、多途径、多层次的综合协调作用，从而为中医药介入NEI的网络调节研究开辟了新的思路。近年来，又有研究证实，人参的有效成分人参皂苷能通过海马调整垂体－肾上腺轴，减少应激时ACTH、皮质醇（CS）的分泌，解除或减弱CS对免疫细胞的负面调节作用，增强ConA淋巴细胞转化和自然杀伤细胞的活性；同时，还可对应激造成神经肽Y（NPY）和NE能神经的活性增强有抑制作用，提示人参皂苷拮抗应激造成的免疫抑制效应是通过NEI网络调控实现的。中药活性成分枸杞多糖、绞股蓝总皂苷及藻酸双酯钠增强免疫功能的作用是与神经内分泌启动机制互相联系的，即可通过下丘脑NE的调节作用，通过外周免疫器官神经信息传递，使NE含量下降，同时还通过下丘脑－垂体－肾上腺轴（HPA轴）调动CS参与免疫应答反应。关于中药复方对NEI网络的调控研究目前还较少。有研究证实，补中益气汤可影响T淋巴细胞亚群，促进免疫细胞活化，诱导机体产生干扰素（IFN）、白介素－2（IL－2）等细胞因子，通过NEI网络上行通路调节下丘脑－垂体－甲状腺轴。近年来，还发现补肾方右归饮可以有效地保护皮质酮对 HPA 轴形态与功能的抑制，并能提高 HPA 轴受抑大鼠细胞免疫功能，促进细胞因子 IL－2、IFN 的诱生。何复东研究团队经过多年实践，综合中医阴阳学说、沈自尹院士肾本质研究成果及神经－内分泌－免疫网络理论，认为自主神经所调控的神经－内分泌－免疫网络即为人体阴阳实质，探索发现调整 NEI 网络的中药及复方即为调整阴阳的物质实体，此类中药及复方多以补肾、疏肝解郁、健脾益气为主，具体调控表现在以下方面：

（一）补肾

补肾是调节下丘脑、神经－内分泌－免疫网络、下丘脑－垂体－肾上腺－胸腺轴的有效手段。补肾药可以直接作用于下丘脑，能改善下丘脑儿茶酚胺类神经元功能的老化。温补肾阳药对下丘脑具有特异性调节作用。补肾阳方药能直接提高肾上腺皮质激素释放激素的表达水平，从而调节下丘脑－垂体－肾上腺－胸腺轴的抑制状态。补肾药对外周效应器官有广泛的直接调节作用。由于补肾药能特异性地提高下丘脑的关键性功能——促使肾上腺皮质激素释放激素的表达，从而发挥下丘脑作为调控中心来调节神经－内分泌－免疫网络。

（二）疏肝解郁

肝郁是高级神经活动紊乱而表现出来的一系列证候群。情志异常（伴 5 – HT 增高）是主要病因。肝郁患者免疫功能明显降低，引起大脑皮层功能紊乱，而通过调节神经内分泌免疫系统来改善免疫功能，而疏肝解郁理气药可调神经内分泌免疫系统。中医学认为，外界境遇刺激是情志疾病发生的重要诱因，脏腑气血功能状态是情志疾病发生、发展及其转归的内在条件。调神方药不仅能够改善因不良情绪引起的机体病理状态，而且可以通过调整脏腑气血功能增强机体对不良情境引起的情绪反应的调节能力。结合中医学理论和复方多环节的作用特点，推测中医调神方药可能涉及到对机体神经、内分泌、免疫等多系统的整合作用，较之现代单一作用于某一环节的精神药物具有优势。

（三）健脾益气

脾气虚的患者血中胃动素、胃泌素、胰高血糖素明显升高，免疫球蛋白下降，因此，健脾益气药如黄芪、人参、白术、甘草等均可升高免疫球蛋白而改善脾气虚病理机制。

何复东团队通过综合中医阴阳学说、沈自尹院士肾本质研究成果及神经 – 内分泌 – 免疫网络理论，遣方用药时，在遵循中医辨证论治基本理论的基础上将辨病、辨证、辨状态、特异性辨治相结合，以疾病的复杂发生机制与神经－内分泌－免疫网络紊乱密切相关的事实为依据，揭示中药及复方对机体整体综合调控作用的可能途径，探察方剂多途径、多环节、多靶点的作用特点，以期发现有别于化学药物作用特点的具有新作用途径的中药复方新药，是中药复方效应机制研究的目的和关键。通过对机体神经－内分泌－免疫网络多系统的整合作用，较之现代单一作用于某一环节的药物具有优势，也是未来中医药研究发展的方向和趋势。

（整理：杨宇玲）

人体阴阳实质之针灸篇

在我国传统医药学发展史上，针灸疗法一直是中医药学的重要组成部分，在长期的医疗实践中积累了丰富经验，为疾病的预防和治疗做出了重要贡献。针灸是通过针刺或艾灸等刺激体表腧穴，激发机体生理潜能，通过机体内源性生理调节，调动自身防御机制，进而达到防治疾病的一种手段。针灸治疗疾病既可产生疗效，又不易引起毒副作用，既可纠正异常的功能状态，又不会干扰正常的生理功能，在药物的毒副作用及耐药性不断上升的今天，针灸越来越受到国内外医学界的重视，作为新一代的中医人，自然有义务和责任发扬和传承，故此，结合中医学和西医学的新思路，我们对针灸在机体免疫功能调节方面的作用做一粗浅的探讨。

一、经络医学的概念

中医学认为，针灸的基石就是经络，经络是中医理论体系的重要内容之一，并具有独特而完整的形态学基础和功能体系，能够明确地反映和干预机体生理病理状态，对中医临床诊断治疗具有重要的指导意义。

经络为人体的基础结构，“内属于腑脏，外络于肢节”（《灵枢·海论》），不但在结构上贯连结合整个人体，而且作为人体主要的气化场所，在生理和病理上发挥着涉及全身的统筹协调作用。

经络存在于人体各种有形组织结构（皮、肉、脉、筋、骨）的缝隙间，这些缝隙结构分布广泛且纵横交错、内外相接，构成一个完整的系统——经络系统。这些缝隙结构在形态上存在着大小、粗细、宽窄之差别，气血运行的状态存在着高下、浅深、缓急的区别，对于脏腑器官及组织、官窍有着不同的联系路径，因此具备不同的气化特点和生理功能。中医学认为，经络是运行气血、联系脏腑和体表及全身各部的通道，是人体功能的调控系统。

经络系统是一个非常复杂庞大的网络，根据其分布、走行、联系脏腑的不同，可以分为经脉和络脉两部分，其中纵行的干线称为经脉，由经脉分出的网络全身各个部位的分支称为络脉。

经络系统的主要组成内容有：十二经脉、十二经别、奇经八脉、十五络脉、十二经筋、十二皮部等。其中属于经脉的，以十二经脉和奇经八脉为主；属于络脉的，以十五络脉为主。十二经筋与十二皮部则属于构成经络通道的有形组织结构。经络系统纵横交贯，遍布全身，将人体内外、脏腑、肢节联系成为一个有机的整体。

二、经络与阴阳

经络系统组成中的十二经脉是经络中的主干部分，也是最为重要的气血通行渠道，由此联系人体脏腑、器官、四肢、百骸。中医学中将十二条经脉按手足分，手及手臂上有六条经络，足、腿上有六条经络。按阴阳分，手臂的内侧、腿的内侧各有三条阴经，分别是少阴、厥阴、太阴；手臂的外侧、腿的外侧也各有三条阳经，分别是太阳、少阳、阳明。

我们的祖先为什么将阴、阳细分到这样的程度呢？旨在使用经络时重视阴阳的平衡。这个阴阳的平衡既包括经络与经络之间的阴阳平衡，也包括身体与经络的阴阳平衡，还包括经络与大自然的阴阳平衡。所以说经络系统是人体的重要组成部分。

三、经络与神经－内分泌－免疫网络

经络呈线状，不断分支并相互联络，构成网状结构。经络系统的网状结构，把人体各组织器官联络成一个统一的整体，通过运行气血调理阴阳，达到沟通机体上下内外的整体调节作用，《灵枢·本脏》曰：“经脉者，所以行血气而营阴阳，濡筋骨，利关节者也。”《灵枢·海论》曰：“夫十二经脉者，内属于腑脏，外络于肢节。”所以经络系统即是一个独立的系统，同时又与人体的神经系统、内分泌系统、免疫系统有着紧密的联系，在功能上相互交叉、作用上相互影响。经脉的作用依赖于神经调节和体液调节，作用通路即神经、血管、淋巴管等组织，但不同于神经、血管、淋巴管等组织中的任何一种或几种。而神经－内分泌－免疫网络则主要是通过神经递质激素，免疫活性分子等的相互作用和影响，只有神经－内分泌系统功能健全的情况下，针灸才能发挥其调节机体免疫功能的作用。即针灸对免疫功能的调节作用依赖于神经系统和内分泌系统的结构与功能的完整性。

四、针灸的调节和治疗作用

针灸在临床中发挥治疗作用离不开人体中枢神经系统的功能。西医学认为，脑是机体的高级神经中枢，人的精神意识和思维活动均是以脑为主导，这与中医学之“脑为元神之府”“脑主神明”“脑为髓海”的观点一致。

例如，针刺镇痛主要是通过调节中枢神经系统实现的，这与中医学之针刺通过“治神”以镇痛的观点相似，因此针刺治神就是调节中枢神经系统。

西医学的神经、内分泌系统及免疫系统对机体的生理功能具有调节和防御作用，这些功能与中医经络的调气调血、调整阴阳的功能相似。因此，经络网络与神经－内分泌－免疫网络在更高的层次上形成了一个类似的结构体系，即经络－神经－内分泌－免疫网络，调节机体的整体机能。但由于神经－内分泌－免疫系统自身以及相互间的调节作用的具体内容还未被彻底了解，因此从神经－内分泌－免疫系统来理解针刺的作用机理只能局限在一定的水平上。

现代医学研究证实了经络与淋巴血管的关系，观察淋巴管与血管的 X 线造影，发现造影剂在淋巴管与静脉管腔中走行的路线与下肢用碘酒所划出的肝、胆、肾、脾等经络路线十分接近。有研究用 36 羽鸡采用 ABS 血管铸型、微血管灌注组织切片及淋巴灌注方法观察，发现后海穴中结缔组织内的微血管致密，相互吻合形成网，并与腔上囊和泄殖腔的微血管形成网络联结，且该区的淋巴管亦很丰富。因此可以认为腧穴的实质不仅是单一的血管或神经组织，而是躯体的结缔组织（包括相关的血管、淋巴管、神经）及内脏器官等多种结构构筑而成。另外，十二经脉循行起于胸中，回注胸中，而淋巴循环的中枢胸腺及胸导管等恰位于胸骨后。

神经－内分泌－免疫网络调节复杂，微观上尚不能解释很多疾病的发生、发展和传变，宏观上不能将很多现象与理论联系起来，但中医的阴阳、经络、腧穴在理论上较神经－内分泌－免疫网络完善，在临床应用效果上已经很明显。因此可借助中医的阴阳、经络理论结合现代生物和技术，从阴阳、针灸经络上解释神经－内分泌－免疫网络的临床应用价值，再借助神经－内分泌－免疫系统的较完整的分子生物学基础来研究阴阳、经络系统的各个通路构成和机制，相互促进，共同发展。

五、现代医学对针灸的研究

现代医学实验研究发现，针灸对人体整体功能的影响分为四步：①针刺信息的外周传入；②中枢神经系统对传入信息的整合；③神经、内分泌以及免疫系统的功能调动（神经－内分泌－免疫三者构成的环路激活）；④各种效应物质（神经递质、内分泌激素、多肽类物质等）的产生及作用。两大信息传递系统，只有在神经、内分泌系统功能健全的情况下，针灸才能发挥其调节机体功能的作用。

现代医学研究发现，在小鼠大椎穴给予电针或艾灸之后，吞噬功能均比对照组显著增高（$P<0.005$）。针灸过的动物其肝脏及脾所摄取的碳量略高于对照组。作者进一步通过细胞被动转移实验探讨了针灸动物吞噬功能增强的原因。将针灸动物的脾细胞注入正常动物后，接受脾细胞的动物其吞噬功能显著高于未接受脾细胞的对照（$P<0.005$），接受血清的动物，其吞噬功能没有增高。以前的研究表明，针刺后中性粒细胞增加，因此被认为中性粒细胞很可能是引起吞噬功能增强的因素。实验说明电针或艾灸大椎穴，不仅能减轻疼痛，而且能通过增加抗体的生成，增强单核吞噬细胞系统吞噬细胞的功能来提高身体的

抵抗力。

还有研究发现，针刺特定腧穴能显著提高机体红细胞的免疫黏附活性，且具有持续效应，持续时间达 24 小时以上。许多资料表明，针刺足三里、背俞穴、五脏夹脊穴、太海穴、复溜穴、涌泉穴等，对红细胞免疫功能均有明显的调节作用。针刺足三里对健康青年人的红细胞免疫功能有增加作用，并与提高 T 细胞酯酶阳性细胞百分率相一致。用补法针刺肾俞、太溪等穴能明显提高肾虚患者红细胞免疫黏附功能，且肾虚症状明显改善，但红细胞计数和血红蛋白含量无显著改变，似与“有形之血不能速生，无形之气所当急固”这一中医学理论相符。

中医学认为，背俞穴是脏腑经气输注于背部的特定穴位，某脏腑有疾患常在相应背俞穴部位体现出来。因此，针刺背俞穴有调理相应脏腑气血和功能、协调阴阳平衡、预防疾病作用。骆永珍等采用同一手法针刺家兔肺俞、脾俞、肾俞等穴，发现红细胞免疫功能均有提高，其中以肾俞穴针刺反应最强，呈现出明显的穴位特异性。这反映了肾主全身正气的关键地位，“五脏之阴气非此不能滋，五脏之阳气非此不能发”（《景岳全书》），所以其调节作用也最强。正气来复，则将祛邪外出，表现出红细胞 C3bR（人补体片段 3b 受体）结合循环免疫复合物的含量也增加，由于红细胞来源于骨髓造血干细胞，结合实验结果，与肺、脾二脏相比较，提示红细胞免疫功能与“肾”的功能有更密切的联系，为中医学有关“肾”的功能即“肾主骨生髓”“肾藏精。精者，血之所成也”“精血同源”等理论提供了一定的实验依据。

近年来许多学者认为，针灸产生疗效的重要因素，是其可以直接或间接地对机体免疫系统产生影响，同针灸调节其他系统功能一样，针灸抗感染、抗自身免疫病、抗过敏反应和抗癌等免疫效应，不是直接针对病因与病变组织，而是通过增强机体免疫功能或调节体内失衡的免疫功能而实现的。

免疫系统内存在着多种调节网络，免疫系统的平衡还有赖于自身调节，针灸免疫作用在这个层次的机制研究较整体调节层次为多，但大多限于辅助 T 细胞（TH 细胞）和杀伤 T 细胞（Tc 细胞）相互关系、巨噬细胞及其产物水平上。例如针刺对 IL2 – IFN – NK 细胞免疫调节网络的研究，结果证明针灸对IL2 – IFN – NK 具有正向调节作用。针灸调节免疫功能的机制之一是通过影响这个调节网络而实现的。有研究发现，针灸可增强红细胞免疫黏附活性，调节自然杀伤细胞（NK 细胞）、淋巴因子激活的杀伤细胞（LAK 细胞）、中性粒细胞等免疫功能，影响抗体、补体、淋巴细胞、纤维连接蛋白、肿瘤坏死因子、集落刺激因子、中性粒细胞、前列腺素 E 等的含量及活性，提示针灸调节免疫功能同其影响多种免疫细胞、多个免疫分子，从而影响整个免疫网络有关。针灸作为对局部的适度刺激，引起与炎症部分类似但又不相同的反应。现代研究表明，针刺可使血管通透性增加、肥大细胞和血小板活性增强，以及产生 IL－6 等细胞因子。针灸刺激可引起血中淋巴细胞的动态变化，其中以 T 细胞和 NK 细胞的变化为主。由此可以认为针灸通过支配淋巴器官的自主神经系统向血中动员淋巴细胞。针灸刺激对淋巴细胞功能有调节作用。例如，针灸能够调节 T 细胞和 B 细胞对丝裂原和抗原的反应性，从而增强或抑制抗体的产生和迟发型超敏反应等免疫功能。此外，针灸还可以促进淋巴细胞的分化和增殖，增强人体的免疫力。这些研究结果表明，针灸对免疫系统的调节作用是非常重要的，这也为疾病的治疗和康复提供了新的思路和方法。

六、神经－内分泌－免疫网络调节机制

实验研究表明，只有当外周神经传入功能健全，中枢神经系统功能正常，针灸才能发挥其调节免疫功能的作用。此外，由于免疫反应与内分泌系统密切相关，所以皮质醇等内源性激素对针灸的免疫效应也是不可或缺的因素。

针灸对过敏反应的调节作用还需进一步研究，但初步的研究资料已经表明，针灸通过影响抗体对抗原的识别能力和内源激素等物质的释放来实现这种效应。这些情况提示了神经系统和内分泌系统在针灸调节免疫作用的过程中

扮演着重要的角色。尽管这仍需要进一步研究，但这些初步发现已经为针灸免疫调节作用的机制提供了新的思路和方向。

大量实验研究证明，阿片肽在免疫调节中起重要作用。阿片肽是一种常见的神经肽类物质，可以将神经系统与免疫系统联系起来，具有神经免疫肽功能。阿片肽通过与免疫细胞上的阿片和非阿片受体相互作用，对免疫系统的调节产生影响。此外，内分泌激素也能够对免疫功能进行调节，而内分泌腺是中枢神经系统与免疫系统之间的重要连接。此外，已经证实，免疫细胞也可以合成一些免疫反应性激素，具有类似于神经递质和激素的功能。这些研究结果表明，在神经、内分泌和免疫系统之间存在密切的联系和相互作用，形成一个复杂的免疫调节网络。

总之，随着免疫调控知识的增多，许多人认为免疫系统的独立性只是表面现象，免疫系统与神经、内分泌系统之间可通过相同的多肽激素和共有受体的相互作用，产生密切的内在联系。免疫细胞不仅是免疫效应细胞，而且是一种特殊的感受器，接受某些神经系统难以感受的外界刺激，如毒素、细菌、病毒等，通过免疫反应将不同的刺激信息转换为不同的肽类激素、递质等。这些免疫神经内分泌分子除参与自身免疫调节外，还对不同种类的内分泌腺，在不同水平（下丘脑、垂体、内分泌腺等）起调节作用，形成一个完整的神经－内分泌－免疫网络，共同调节体内动态平衡，进而调动各系统的协同作用，以维持内环境的稳定。

有实验研究证实，针灸可通过刺激使淋巴管释放神经活性物质而激活淋巴细胞。针灸刺激还促进 T 细胞和 NK 细胞向血中移行。这些结果明显提示针灸可能通过自主神经（尤其是交感神经），调节淋巴细胞的活性和调节免疫细胞向循环系统的移动。

应用神经生理、神经药理与免疫学技术，研究针灸对机体免疫功能的调节作用，研究不同中枢神经递质在针刺对免疫效应发生中的调控作用。在实验中，对家兔进行针刺并同步观察丘脑、下丘脑、尾核、海马、皮质、脑干、垂体、肾上腺髓质、血浆中脑啡肽（LEK）含量的变化，以及对 LEK、甲硫脑啡肽、内啡肽等物质对 T 细胞、B 细胞、巨噬细胞、自然杀伤细胞功能的影响进行分析，从而为针刺影响免疫功能提供了客观的研究资料。实验结果发现，在针刺后，丘脑、下丘脑、尾核、海马、皮质、脑干、垂体、肾上腺髓质、血浆中 LEK 含量都发生了变化，表明了中枢神经系统对于针刺对免疫系统的调节作用。同时，实验还发现 LEK、甲硫脑啡肽、内啡肽等物质对 T 细胞、B 细胞、巨噬细胞、自然杀伤细胞功能均有影响，这说明神经激素调节机制是针灸调节免疫功能的重要机制之一。而这种调节作用主要通过在外周通过神经肽与免疫受体相互作用的方式实现。用组织化学方法可以观察到可激活的未结合的甲硫脑啡肽受体活性，而这种活性调节了细胞免疫功能。通过电针或β内啡肽、甲硫脑啡肽、5－羟色胺等物质的体外孵育实验可以发现，这些物质对NK细胞活性、淋巴细胞环磷酸腺苷（cAMP）反应性以及淋巴细胞神经肽P物质（SP）和5－羟色胺受体都有影响。这些实验结果提示，在电针后或在外源性SP、5－羟色胺的孵育条件下，通过内源性阿片肽受体的作用，可以影响NK细胞活性、淋巴细胞cAMP反应性和受体功能，从而参与调节免疫功能。

通过上述实验可得出结论，针灸信息可以从外周传至中枢神经系统，影响不同类型神经元活动。这些神经元活动经过中枢的整合后，一方面可以调节内分泌系统的功能，例如通过垂体释放ACTH、生长激素等激素，来调节免疫功能。另一方面，针灸还可以通过中枢下行通路引起自主神经系统的活动，例如释放乙酰胆碱等递质，从而使针灸在对提高人体免疫力、调整机体功能平衡、治疗疾病等方面发挥独特的作用。

七、结论

结合现代医学对中医、针灸的研究结果，我们可以得出结论，同针灸调节其他系统功能一样，针灸抗感染、抗自身免疫病、抗过敏反应和抗癌等免疫效应，不是直接针对病因与病变组织，而是通过增强机体免疫功能或调节体内失衡的免疫功能而实现的。现代医学认为，免疫系统与神经、内分泌系统组成调控网络，相互间存在复杂的双向调节机制，这与数千年积累的中医药阴阳、经络的双向调节作用密切相关，针灸调节免疫功能的结局同机体当时的功能状态密切相关，《素问·阴阳应象大论》指出："阴胜则阳病，阳胜则阴病，阳胜则热，阴胜则寒。"即阳胜则机体亢奋，产生过高的免疫反应；阴胜则寒为机体衰退，因免疫功能低下而发病，而针灸的调节作用可以很好地发挥作用，针灸对向相反方向偏离的功能可产生反向性的调节作用，这就是"谨察阴阳所在而调之，以平为期"，而调节功能是针灸最基本的作用，就是调节机体的生理功能，使其恢复到正常的生理稳态。此外，针灸的免疫调节作用与免疫调节剂的作用有很多相似之处，但其调节作用是一个良性的调节过程，对机体没有不良的影响。当然，针灸作用还受到许多因素的影响，其中机体功能状态是一个非常重要的因素。因此，针灸的免疫调节作用也是有限的，我们需要通过不断努力和探索，更深入地理解和应用针灸的调节作用，使其在治疗和预防疾病、提高免疫力等方面发挥更大的作用，让古老的传统医学重新焕发熠熠光彩，为人类健康事业做出贡献。

（整理：何茁）

人体阴阳实质之五脏篇

阴阳动态平衡是人体进行正常生命活动的基本条件。人体的阴阳在致病因素的作用下，失去相对的动态平衡，造成阴阳偏衰、偏盛、阴不制阳、阳不制阴等病理状态，中医学称之为阴阳失调。近年来研究表明，人体的阴阳失衡往往是由于神经－内分泌－免疫网络某个环节乃至整个网络紊乱引起的，为阴阳学说的阐释开创了一条新途径。中医学认为“阴平阳秘，精神乃治”（《素问·生气通天论》），可见阴阳动态平衡是维持生命活动的根本。现代医学研究表明，神经内分泌系统与人体阴阳平衡有着密切关系。《素问遗篇·刺法论》曰：“正气存内，邪不可干。”《素问·生气通天论》曰：“内外调和，邪不能害。”说明疾病的发生是由于人体阴阳失衡导致抵抗能力降低而引起的，这与现代免疫学的观点是吻合的。

目前已经证实，机体的神经系统、内分泌系统和免疫系统之间存在交互信息传递机制。

三大系统之间的信息传递可以是单向或双向的，它们能够通过共享物质和反应介导体而相互作用。神经系统和内分泌系统可以通过分泌神经激素或激素向免疫系统发出调节信号，例如通过垂体－肾上腺皮质轴、副交感神经系统和交感神经系统等。而免疫系统也可以反过来调节神经、内分泌系统的某些功能，例如通过神经肽介导的免疫反应、细胞因子介导的神经调节等。这些系统之间的相互作用构成了一个立体的网络结构，共同负责机体对不同外环境和内环境的适应性反应。基于这些研究结果，我们可以认识到，身体的各种系统之间相互交织，彼此协调作用，而不是孤立存在。五脏的现代研究指出，每一脏病证的各证型均涉及多系统、多指标的改变，每一脏的本质几乎均涉及神经内分泌、免疫、循环、血液、感觉等多系统、多器官、多指标的生理病理现象。这种多系统、多层次的改变有无内在联系？五脏之间通过每一系统的改变又产生哪些相互作用？它们之间有哪些交叉和区别？借助现代整体医学的新模式——神经－内分泌－免疫网络理论，我们可阐述中医学的五脏相关理论及其相互作用机制。

现代医学对生命规律的认识逐步由整体器官水平向细胞分子乃至基因水平深入，在不断发现新事物、新现象的同时，越来越重视机体整合调控机制的探索。神经－内分泌－免疫网络理论为从微观分析探讨五脏各自的结构、功能、病证特点及五脏系统相关的科学内涵提供了可能。解剖学的位置结构难以完全解释人体所有整体功能。功能是基于结构却又超结构的，是结构间的相互作用现象。同样，神经、内分泌、免疫三大系统有各自系统内的结构和功能，而系统间结构又互相联系、互相作用，因此，它们的功能也是密不可分的。在中医理论中，人体以心、肝、脾、肺、肾五脏为中心，通过经络有规律地循行和交会，把五脏、六腑、五官、九窍、四肢百骸联络起来，组成五大功能系统。五脏系统各有其特定的功能特点和活动规律，通过气血、津液的作用，构成五脏调控系统。系统内部及系统间相互资生、制约，协调有序，维持动态平衡。“五脏应四时，各有收受”（《素问·金匮真言论》），作为调控系统主体的五脏除了接收来自外界时空多方位的信息之外，还通过系统内、系统间的复杂联系感知机体内的生理活动和病理变化，并进行整体综合的分析判断，做出应答，以调节机体的功能状态，保证机体内外物质、能量、信息的交换，维持机体正常生理活动。五脏是超结构的人身功能子系统，是对人体生理功能、病理变化、病证现象的整体概括，每一脏皆是物质与功能的统一，均涉及多系统的结构和功能。每一脏在神经内分泌、免疫等系统内均有所划分和交叉，通过系统内的结构产生相互作用，同时又通过系统间共有的递质、激素、细胞因子等信息物质的传递，对人体各系统、器官、细胞多层次地相互调节和整合。机体的生理病理现象是微观动态变化基础上宏观整合的结果。五脏不是指某几个解剖的脏器，而是对生理病理现象的整体概括，是整体的一系列组织器官内部联系的系统。五脏是相互关联、相互作用，难以截然划分的。

五脏相关的物质基础是神经－内分泌－免疫网络，相关的实质是网络内的相互作用和联系。神经、内分泌、免疫是机体的三大调节系统，它们之间虽然各自独立，但又有着密切的信息联系。现代研究发现，神经、内分泌、免疫三类细胞都能产生递质、激素及细胞因子，且都有这些物质的受体。所以三大系统之间并不是简单的联系，而是通过递质、激素及细胞因子等信息物质及它们的受体和细胞内信息传递系统构成一个复杂的网络体系，调节着机体的生命活动。

心　系

中医所说的心，在五行属火，为阳中之阳脏，主血脉，藏神志，为五脏六腑之大主、生命之主宰。心与四时之夏相通应。心与小肠、脉、面、舌等构成心系统。心有主管血脉和推动血液循行于脉中的作用，包括主血和主脉两个方面。血就是血液。脉，即是脉管，又称经脉，为血之府，是血液运行的通道。心脏和脉管相连，形成一个密闭的系统，成为血液循环的枢纽。心脏不停地搏动，推动血液在全身脉管中循环无端，周流不息，成为血液循环的动力。所以说："人心动，则血行于诸经……是心主血也"（《医学入门·脏腑》）。由此可见，心脏、脉和血液所构成的这个相对独立系统的生理功能，都属于心所主，都有赖于心脏的正常搏动。

心脏功能正常，则心脏搏动如常，脉象和缓有力，节律调匀，面色红润光泽。若心脏发生病变，则会通过心脏搏动、脉搏、面色等方面反映出来。如心气不足，血液亏虚，脉道不利，则血液不畅，或血脉空虚，而见面色无华，脉象细弱无力等，甚则发生气血瘀滞，血脉受阻，而见面色灰暗，唇舌青紫，心前区憋闷和刺痛，脉象结、代、促、涩等。

心脏和血管受神经、体液和自身调节机制的调节。神经调节是指中枢神经系统通过反射调节心血管的活动。各种内外感受器的传入信息进入心血管中枢后，经过中枢的整合处理，改变了交感与副交感传出神经的紧张性活动，进而改变心输出血量和外周阻力，使动脉血压得以调节。支配心脏的交感神经兴奋时，末梢释放去甲肾上腺素，激活心肌膜上的 β 受体，使心率加快，心肌收缩力加强，心内兴奋传导加速，从而使心输出血量增加；支配心脏的迷走神经兴奋时末梢释放乙酰胆碱，激活心肌膜上的 M 受体，引起心率减慢，心房肌收缩力减弱，房室间传导速度减慢，从而使心输出血量减少。支配血管的植物性神经主要是交感缩血管神经，它兴奋时末梢释放去甲肾上腺素主要与血管平滑肌细胞膜上的 a 受体结合，使平滑肌收缩，血管口径变小，外周阻力增大，血压升高。

心肌和血管平滑肌接受自主神经支配。机体对心血管活动的神经调节是通过各种心血管反射实现的。心脏受交感神经和副交感神经的支配。心交感神经兴奋时，使心率加快、心肌收缩力加强，心内兴奋传导加快，心输出量增加，动脉血压升高。心迷走神经兴奋时，使心率减慢、心房肌收缩力减弱、房室传导减慢，从而使心输出量减少、动脉血压下降。支配血管平滑肌的神经纤维可分为缩血管神经纤维和舒血管神经纤维两大类，两者又统称为血管运动神经纤维。缩血管神经纤维都是交感神经纤维，其节前神经元末梢释放的递质为乙酰胆碱，节后神经元末梢释放的递质为去甲肾上腺素。去甲肾上腺素与α肾上腺素能受体结合，可导致血管平滑肌收缩；与β肾上腺素能受体结合，则导致血管平滑肌舒张。体内几乎所有的血管都受交感缩血管纤维支配，但不同部位的血管中缩血管纤维分布的密度不同。皮肤血管中缩血管纤维分布最密，骨骼肌和内脏的血管次之，冠状血管和脑血管中分布较少。舒血管神经纤维中的交感舒血管纤维末梢释放的递质为乙酰胆碱，阿托品可阻断其效应。人的精神、意识和思维活动，属于大脑的生理功能，是大脑对外界事物的反映。这在中医文献中早已有明确的论述。心藏神，为人体生命活动的中心。其生理作用有二：其一，主思维、意识、精神。其二，主宰生命活动。“心为身之主宰，万事之根本”（《饮膳正要·序》）。心藏神而为神明之用，神明之心为人体生命活动的主宰。五脏六腑必须在心的统一指挥下，才能进行统一协调的正常的生命活动。心为君主，脏腑百骸皆听命于心。“心者，五脏六腑之大主也，精神之所舍也”（《灵枢·邪客》）。但藏象学说则将人的精神、意识和思维活动不仅归属于五脏而且主要归属于心的生理功能。所以，心主神志的实质是指大脑通过感觉器官，接受、反映客观外界事物，进行意识、思维情志等活动，同时与多个器官和生理过程密切相关。。

神经系统对心血管活动的调节是通过各种神经反射来实现的。在生理学中将与控制心血管活动有关的神经元集中的部位称为心血管中枢。控制心血管活动的神经元并不是只集中在中枢神经系统的一个部位，而是分布在中枢神经系统从脊髓到大脑皮层的各个水平上，它们各具不同的功能，又互相密切联系，使整个心血管系统的活动协调一致，并与整个机体的活动相适应。大脑皮层是最高级的整合中枢和主宰，对人体各部分的整体性调节和控制起着中枢指导作用。脑内侧面的扣带回、海马结构、丘脑、下丘脑、垂体等结构组成了脑的边缘系统。边缘系统是情感反应的皮层下最高整合中枢，是情绪、行为以及动机有关的解剖结构。下丘脑是情绪的躯体反应和内脏反应的整合部位，是神经内分泌和机体自主调节的中枢，是自主神经的皮层下最高整合中枢。

最基本的心血管中枢位于延髓。因为其可以维持心血管正常的紧张性活动，并完成一定的心血管反射活动。延髓心血管中枢的神经元在平时都有紧张性活动，分别称为心迷走紧张、心交感紧张和交感缩血管紧张。在延髓以上的脑干部分以及大脑和小脑中也都存在与心血管活动有关的神经元，它们在心血管活动调节中所起的作用较延髓心血管中枢更加高级，特别是表现为对心血管活动和机体其他功能之间的复杂的整合。例如下丘脑是一个非常重要的整合部位，在体温调节、摄食、水平衡以及发怒、恐惧等情绪反应的整合中都起着重要的作用。这些反应都包含有相应的心血管活动的变化。这些变化往往是通过精细整合的，在生理功能上往往是相互协调的。例如电刺激下丘脑的“防御反应区”，可立即引起动物的警觉状态，骨骼肌肌紧张加强，表现出准备防御的姿势等行为反应，同时出现一系列心血管活动的改变，主要是心率加快，心搏加强，心输出量增加，皮肤和内脏血管收缩，骨骼肌血管舒张，血压稍有升高。这些心血管反应显然是与当时机体所处的状态相协调的，主要是使骨骼肌有充足的血液供应，以适应防御、搏斗或逃跑等行为的需要。

心血管活动还受肾上腺素和去甲肾上腺素等体液因素的调节。心血管活动的体液调节是指血液和组织液中一些化学物质对心肌和血管平滑肌的活动发生影响，从而起调节作用。这些体液因素中，有些是通过血液携带的，可广泛作用于心血管系统；有些则在组织中形成，主要作用于局部的血管，对局部组织的血流起调节作用。它们对心血管的作用既有共性，又有特殊性。关键取决于心、血管壁上哪一种受体占优势。肾上腺素对 α 与 β 受体均有激活作用，可使心跳加快加强，心输出量增加；它对血管的影响要看所作用的血管壁上哪一类受体占优势，一般来说，在整体情况下，小剂量肾上腺素主要引起体内血液重分配，对总外围阻力影响不大，但大剂量肾上腺素亦可使外围阻力明显升高。去甲肾上腺素主要激活 a 受体，所以其作用主要是引起外围血管的广泛收缩，通过增加外围阻力而使动脉血压升高，对心脏的直接作用较小，而且外源给予时常因明显的升压作用而引起反射性心率减慢。

肾素的主要作用是刺激血管收缩和增加血压，同时还促进醛固酮的分泌、调节肾小管对水和电解质的重吸收。血管紧张素Ⅱ的主要作用是使血管收缩，增加血压，同时还刺激肾上腺皮质分泌醛固酮，促进钠的重吸收。血管紧张素Ⅲ则是血管紧张素Ⅱ的代谢产物，其生理作用与血管紧张素Ⅱ相似，但效应较弱。当血浆中的钠浓度下降时，肾素的释放会增加，从而刺激醛固酮的分泌，促进钠的重吸收，以维持体内的水电解质平衡。此外，神经和体液机制也能调节肾素的分泌，例如交感神经能够刺激肾素的分泌，从而促进血压升高。

血管升压素的合成大多数人不是在下丘脑视上核和室旁核神经元内进行的。相反，血管升压素的产生是由肾脏上皮细胞进行的，这些细胞位于肾脏近曲小管的顶部。当肾脏感知到低血容量或血压下降时，肾上腺素和去甲肾上腺素会刺激肾脏上皮细胞产生和分泌血管升压素。血管升压素随后进入循环系统，并作用于肾脏和其他组织引起相应的生理效应。因此，血管升压素的产生不是单一的神经分泌过程，而是涉及内分泌和神经系统的复杂过程。血管升压素也被称为抗利尿激素，因为它可以促进肾集合管的水的重吸收。这种作用有助于减少尿量并维持体内水分平衡。除了在肾脏中的作用外，血管升压素还能够刺激血管平滑肌的收缩，从而升高血压。如果血管升压素的分泌过多，它也可能导致血压升高，尤其在高盐饮食的情况下。在正常情况下，血管升压素的浓度通常不会引起血压升高，因为它可以提高压力感受性神经元的敏感性，从而缓解其对血压的影响。这一过程称为血管升压素的自我调节。在一些异常情况下，如失水、失血、低盐饮食等，血管升压素的释放会增加，以帮助维持体内水分和电解质平衡，并提高血压。因此，心血管系统的调节对维持血压和血流量的相对稳定起着重要的作用。心血管系统涉及多个器官、组织和生理过程，包括心脏、血管、自律神经系统和荷尔蒙系统等。这些系统可以相互协作，以适应机体在不同状态下对血液的需求，从而保持心血管系统的稳定性。

综上所述，神经－内分泌－免疫网络学说提供了一个新的视角，有助于我们更加深入地理解中医学心藏象的现代生物学基础。通过深入研究这一学说，我们可以更好地认识心脏的内分泌作用、情感状态对心藏象的影响，以及与免疫功能的关联等。

（整理：耿萍）

肝　系

一、国外研究概况

自19世纪60年代法国生理学家Bernard提出内环境稳定的概念至今已有一个多世纪。在近半个世纪内，随着以神经内分泌系统的调节为中心的稳态机制研究的深入，人们认识到机体在长期进化过程中形成了一种稳态机制。至于免疫系统，它是除神经系统外机体唯一能识别“非己”的内外信号，并能做出适度的应答和进行有效的排除即免疫稳态。

1977年Basedovsky正式提出“免疫-神经-内分泌网络”学说，业已证明，中枢神经系统在应激作用，通过神经内分泌、神经递质、神经肽类组成下丘脑-垂体-靶腺（甲状腺、胸腺、肾上腺、性腺等）轴与外周交感神经系统、副交感神经系统对淋巴组织、免疫器官产生调控作用，而免疫系统接受抗原刺激后，主要由免疫器官的变化及免疫应答所产生的干扰素和免疫活性分子影响神经内分泌系统的功能。可见，神经、内分泌、免疫三大系统间相互作用、相互制约，成为机体自稳的整合和调控系统，构成了一个复杂的“网络”——神经-内分泌-免疫网络，并已逐渐形成神经免疫调节这一学科领域。

1988 年 Meites 提出在衰老过程中神经-内分泌-免疫网络起重要作用。在运动性疲劳机理研究中，1980 年 Edwarda 提出了神经-肌肉疲劳控制链，随着研究的深入，也归纳出神经-激素、免疫系统和代谢调节疲劳链。

二、国内研究概况

早在 20 世纪 60 年代，我国著名微生物学与免疫学家谢少文教授就进行了关于“条件反射”的一系列神经、免疫学研究。他在 1963 年全国免疫学学习班的教材《免疫学的进展及现代研究情况》一文中，构思了“大脑及几种激素在抗体形成中的示意图”。可见，网络的胚胎也孕育在我国科学工作者的头脑中。

许多中医、中西医结合学者从肾阳虚入手，通过临床与动物实验证实，中医学中的肾脏与垂体-肾上腺皮质功能、垂体-甲状腺功能、垂体-性腺（睾丸、卵巢）功能等有关，并在肾阳虚患者尸解中见到垂体前叶、甲状腺、肾上腺皮质、睾丸、卵巢在形态学上发生退行性变化。肾虚患者在免疫方面也有不少改变，如廖氏等观察到健康老年人及肾虚患者，其红细胞免疫黏附活性在昼夜不同时辰的变化有一定的特点，揭示肾虚患者适应自然的能力更弱，通过补肾起到以下作用：①改善肾上腺皮质的功能；②改善甲状腺、性腺及胸腺和激素水平；③使下丘脑－垂体－靶腺轴的形态结构得到改善和恢复；④延缓衰老；⑤改善机体免疫功能；⑥对某些激素的受体起到调节作用。

综上所述，自20世纪50年代后期，从异病同证的思路出发，研究者发现肾阳虚证一些共性的变化，其中最明显的是24小时尿17－羟皮质类固醇值普遍低于正常，显示肾上腺皮质功能不足，进一步研究得出如下结论：①肾阳虚不仅在肾上腺轴有功能紊乱，而且在不同靶腺轴也有不同环节、不同程度的功能紊乱。②经温补肾阳法治疗后，靶腺功能恢复明显；从间接反应下丘脑功能的测定（如TRH兴奋试验，LRH兴奋试验）所表现的功能紊乱，可推论肾阳虚证的主要发病环节在下丘脑部位（或更高中枢）。③由于老年人甲状腺轴与性腺轴（男）的异常与肾阳虚者甚为类似，因此肾阳虚证者的临床表现意味着下丘脑－垂体及其某个靶腺上有一定程度的未老先衰改变。

总之，国内从肾虚、肾虚与衰老关系以及补肾法等方面围绕下丘脑－垂体－靶腺轴进行了大量的研究工作，为进一步探讨和采用中医药调整神经－内分泌－免疫网络积累了有益的资料。然而，在以下3方面有待完善：①对肾阳虚证的研究主要侧重于垂体－靶腺轴，即肾与内分泌系统的关系。虽认为肾阳虚证的主要发病环节是脑（或更高中枢）的调节功能紊乱，但尚缺乏深入研究的资料。②缺少从脏腑相关如肝肾同源的理论进行研究，且对于网络研究较少涉及正负反馈的调控机理。③中药复方制剂给药途径居多是口服或灌胃，由于存在血脑屏障，这对于阐明药物的药理，尤其是对中枢的药理作用机制尚缺乏说服力。

三、意义

网络学说的产生，说明现代医学在注重局部微观研究的同时，也逐步走向对整体调控的研究。将神经、内分泌、免疫三者有机结合起来，是当今医学理论的重要发展，有以下 3 个方面的意义。

1. 有助于研究整体功能，尤其为从分子水平研究机体整体功能提供了模式。神经、内分泌、免疫 3 个系统间相互沟通是以各种神经递质、激素和细胞因子作为信息分子，3 个系统的细胞表面不仅均有接受这些信息分子的受体，同时也能够分泌这些信息分子，如免疫细胞不但产生细胞因子，也能分泌神经递质和内分泌激素，而神经细胞除产生神经递质外，也可以分泌激素和细胞因子。

2. 为新医学模式提供依据。神经、内分泌、免疫 3 个系统各司其职又相互调节，是保持机体内环境稳定的基本条件，故该网络中任何环节的紊乱均不可避免地影响其他系统的功能，导致相关疾病的产生。如紧张、忧虑等应激因素刺激高级神经中枢，会引起网络中各系统的功能紊乱。显然，此网络学说的提出，为生物-心理-社会医学模式的转化提供了理论依据。

3. 有助于拓宽中医药研究的思路与方法，中医药学中诸如阴平阳秘、五行生克乘侮、五脏相互协调、辨证施治以及方剂配伍中的主辅佐使等，无不贯穿着整体调节的思想。

四、应激与神经-内分泌-免疫网络、肝的关系

1936 年 Selye 将应激的概念首先用于生物医学领域，并提出应激学说，把机体对非特异性应激源（如感染、中毒、创伤、激烈运动、失水、出血、冰冻或窒息等）的应激反应归结为惊恐反应、适应阶段和衰竭阶段 3 个过程。应激学说的核心是垂体-肾上腺皮质系统调节适应，调节失败就产生应激综合征。综述国内外文献，表明机体在应激反应中，下丘脑-垂体-肾上腺（HPA）轴的激活起重要作用。人们认为在应激反应中，边缘系统调节下丘脑，下丘脑释放肾上腺皮质激素释放因子（CRF），CRF 刺激垂体促肾上腺皮质激素（ACTH）细胞释放 ACTH，ACTH 又使肾上腺皮质释放皮质醇，通过上述一

系列变化调节机体的应激过程。而 HPA 轴的变化可反映神经内分泌的部分功能。此外，应激可改变机体的免疫功能状态。所以，应激影响神经 - 内分泌 - 免疫网络。但 Selye 关于应激的概念并没有考虑到人类应激的心理因素方面，仅仅注意躯体性刺激物以及机体对它们的生理、生化反应，这显然忽视了心理应激源。心理应激是个体在生活适应过程中，对于环境要求与自身应付能力不平衡的认识所引起的一种心身紧张状态，这种紧张状态倾向于通过非特异的心理和生理反应表现出来。心理应激的生理反应可影响交感 - 肾上腺髓质系统、下丘脑 - 垂体 - 肾上腺皮质系统和免疫系统；而心理应激从中医藏象理论分析，当主要责之于肝，因肝主疏泄功能中最重要的生理作用之一是肝和情绪密切相关。

五、肝脏生理病理与神经 - 内分泌 - 免疫网络关系的探讨

（一）肝脏实质研究概况

国内对肝脏实质的研究，主要从肝郁、肝郁脾虚、肝阳上亢、肝阳化风、肝气虚等入手，也涉及神经、内分泌及免疫系统功能的变化。黄氏等对肝郁气滞及其相关证候进行了现代病理生理学基础的临床观察，认为肝脏功能与大脑皮层的兴奋及抑制以及自主神经（特别是交感神经）

的功能等多种因素关系密切。陈氏等认为肝郁脾虚证的主要变化之一是自主神经功能失调。金氏等认为情感精神异常是肝郁脾虚证的重要发病学环节，金氏等分别对肝阳上亢证、肝阳化风证患者进行多项指标的实验研究，结果表明此类证候的病理生理基础是外周交感-肾上腺髓质功能偏亢。李氏等对高血压病、冠心病、胃溃疡病等辨证为肝郁证的患者进行了血内5-羟色胺（5-HT）含量、细胞免疫功能的多项实验指标的观察，结果证实，“肝郁”是高级神经活动紊乱而表现出的一组证候群，情志异常（伴5-HT增高）是主要病因，肝郁证患者免疫功能明显降低。近年来，我们从文献、临床的角度对肝气虚证的临床诊断、病因病机、病证特点、鉴别诊断、人格特征等进行分析，提出了本证的临床诊断方案，认为肝气虚证患者的情绪异常以焦虑抑郁的混合状态为主，人格特征多不稳定，居多为倾向内向或内向；对肝气虚者进行了血清乳酸脱氢酶及同工酶、多巴胺β-羟化酶、锌和铜等多项指标的同步检测，初步揭示了本证的病理生理学基础。结果表明，对肝脏实质的研究所得出的主要一致性的结论是无论是肝郁、肝郁脾虚、肝阳上亢、肝阳化风、肝气虚，它们均表现神经内分泌功能紊乱，这是因为肝主疏泄与情志关系密切，情志变化引起大脑皮层功能改变所致。

（二）肝脏的生理病理及治法

1. 肝脏的生理功能

肝属木，主春令之气，春为升发之气，万物因此而繁荣。人体肝脏犹如春天之气，整个脏腑的功能活动必须赖肝气的升发鼓舞，诚如《类证治裁》载：“凡上升之气，皆从肝出。”肝脏对气机具有疏通调畅作用，具体有以下3点：①肝主谋虑，肝和某些高级神经功能有关。如《素问·灵兰秘典论》载：“肝者，将军之官，谋虑出焉。”可见，人的精神意识思维活动，虽为心脑元神所统摄，但离不开肝气的疏泄。②肝藏血，具有调节血量的功能。《素问·五脏生成》：“故人卧血归于肝。”王冰注：“肝藏血，心行之，人动则血运于诸经，人静则血归于肝脏，何者？肝主血海故也。”故人体在应激状态下，肝脏对血液的调节作用可保证心、脑、肾等重要脏器精微物质的灌流。③肝脏对内分泌具有促进作用。中医学认为，胆汁的分泌、女子排卵、男子排精均与肝有关，由此可以推测神经递质、激素的释放等神经内分泌活动均与肝脏功能有关。在五脏中，肝与脾、肾关系最为密切，表现在以下两方面：①肝脾同居中焦，共司气化，“肝脾者，相助为理之脏也”（《医学衷中参西录》）；肝能协助脾胃的消化，此即《血证论》云：“木之性主于疏泄，食气入胃，全赖肝木之气疏泄之，而水谷乃化。”②肝肾同源，精血互化，肝肾均与内分泌有关；而“女子以肝为先天”，可见肝脏对女子内分泌活动的作用超过了肾脏。

2. 肝脏的病理特点

七情之病必由肝起，说明情志内伤之病多与肝脏有关。《续名医类案》中有一半以上病种涉及心理问题，表明肝气为患者临床上广泛可见。肝脏的病理特点之一是肝为刚脏，肝气易于郁结。因肝气以条达为顺为贵，一旦肝失疏泄，就会使其气机郁结。《黄帝内经》“五郁”之说，以木郁为先。丹溪则分“六郁”，即气、血、湿、火、食、痰郁等，治以越鞠丸；朱丹溪言：“气血冲和，万病不生，一有怫郁，诸病生焉。”然六郁之说，亦先始于气郁。《医碥·郁》载：“百病皆生于郁……郁而不舒则皆肝木之病矣。”故肝气易于郁结。肝气郁结，气机不畅，使机体神经、体液调节失常。目前已普遍认为，不良情志等的心理应激可导致神经内分泌紊乱、生理生化改变、免疫功能异常而引起多种心身疾病。

3. 肝病治法

“肝病最杂而治法最广”（《王旭高医书六种·西溪书屋夜话录》），但针对肝气易郁的病理特点，《素问·六元正纪大论》指出：“木郁达之。”从而确立了肝病郁证治疗的总则。后世医家制定了众多的肝病治疗方法，如李冠仙治肝法，王旭高治肝法等，但总以调肝理气为主。故对于神经、内分泌、免疫功能的异常，治疗应侧重调理，即使是补益，亦多以疏为补或寓疏于补。

（三）从肝探讨“网络”的设想

鉴于肝脏生理病理与神经－内分泌－免疫网络的关系，以及既往肝、肾实质的研究资料，故从肝脏探讨此网络，应加强以下4个方面的研究：①在机体应激过程中，肝主疏泄在调节神经递质、神经肽、激素等的合成与释放以及它们与其相应受体结合情况的研究。②肝主疏泄在神经内分泌对免疫功能调控中的机理研究。③从肝肾同源，肝肾与内分泌的关系，探讨下丘脑－垂体－肾上腺轴、性腺轴等各环节的物质基础。④以调肝理气立法，探讨理气药对该网络的整体调节作用，在复方的基础上进行拆方研究以优化组方，并进一步确定药物的作用机制。

（整理：袁千惠）

脾　系

中医学的脾应是一脏三体，包括脾、胰、肝三个器官。广义上讲，包括西医的消化系统以及营养、代谢系统功能，同时也涉及自主神经系统、内分泌系统、血液系统、免疫系统等功能。“神经－内分泌－免疫网络”（NEI网络）是多维立体网络调控机构，包括下丘脑、垂体、甲状腺、肾上腺、睾丸、胸腺和脾脏等组织。神经、内分泌、免疫3大信息传递系统通过共有的化学信号分子（神经递质、神经肽、激素、细胞因子等）和受体相互影响、相互制约，达到整体功能的协调统一。神经、内分泌系统能调节免疫系统的功能，而免疫系统也能反过来调控神经内分泌系统的某些功能，它们相互交织、协调作用，构成一个立体的网络结构，共同负责机体对不同外环境和内环境的适应性反应。中医脾胃功能在大脑及下丘脑、垂体的主导下，由神经内分泌免疫从中调节，其消化代谢产物可进行反馈，形成一个完整的系统，对人体的生命活动至关重要。后天之气血阴阳分别受脑肠肽与脑啡肽及血管活性肠肽与乙酰胆碱（气）、内因子及促红素（血）、胰岛素与胰高血糖素及生长抑素（阴）、甲状腺素及甲状旁腺素与胸腺激素（阳）、胰多肽与胃肠激素（阴）、去甲肾上腺素（阳）等影响。虚者出现气损、血亏、阴伤、阳消、水缺、火灭，实者则为气滞、血瘀、痰凝、热盛、湿阻、火旺。

整体观念是中医理论的精髓所在，它非常重视脏腑间的动态平衡。《素问·六微旨大论》曰："亢则害，承乃治，制则生化。"这与神经－内分泌－免疫网络理论有着十分相似的观点。

在脾与神经－内分泌－免疫网络关系的现代研究中，对脾本质的研究是中医基础理论研究中的一个重要课题。

一般对脾本质的研究多从脾虚入手，因为脾虚是一组能够比较集中地反应“脾”的各种生理功能不足表现的综合证候群。

一、脾与神经系统的关系

“脾在志为思”，精神、思虑等活动是以水谷精气、气血阴阳为物质基础的，若脾胃健运，则气血充沛，精神活动正常；若脾胃虚衰，生化不足，精神失养，则会出现一系列如癫痫、眩晕、失眠等精神神志异常的症状。可见脾与神经系统关系密切。

胃肠道中存在大量神经元、丰富的胃肠内分泌细胞和免疫细胞。脑的各级中枢和脊髓接受内外环境变化时传入的各种信息，经过整合，再由自主神经系统和神经内分泌系统将其调控信息传送到肠神经系统或直接作用于胃肠效应细胞，这种将胃肠道与中枢神经系统联系起来的神经内分泌网络称为脑－肠轴。脾气虚时主要表现为肠－脑轴失调及胃肠激素分泌紊乱。β－内啡肽是一种重要的脑肠肽，广泛存在于胃肠道及丘脑垂体中，不仅存在于内分泌和旁分泌细胞，发挥激素和局部介质作用，也存在于内源性和外源性神经元，起到神经递质的作用，能调整胃肠功能，刺激胃酸和十二指肠近段 HCO_3^- 分泌、保护胃肠黏膜细胞分泌、影响胃肠运动等。另外，β－内啡肽（β－EP）参与摄食调控，有促食欲的作用，类似于“脾气主运化”功能。研究发现，脾虚大鼠外周循环血浆、下丘脑和垂体内 β－EP 含量降低，而胃窦和小肠组织 β－EP 水平升高，脾虚大鼠脑－肠轴 β－EP 水平与血 T 淋巴细胞及红细胞免疫功能相关。可见 β－EP 是神经内分泌网络调节的重要物质，与脾“开窍于口”、脾主运化功能密切相关。血管活性肠肽（vasoactine intrestinal peptide，VIP）主要由肠道神经元释放，在中枢神经系统也大量存在，是重要的脑肠肽，为抑制性神经递质，具有松弛胃肠道平滑肌、括约肌和胆囊的作用，亦可扩张肠道血管、增加肠道血流，促进胆汁、胰液和肠液分泌，对肠神经丛具有保护和稳定作用。脾气虚时大脑神经细胞分泌 VIP 活性显著增强。

研究发现，脾虚时自主神经系统的功能会发生紊乱。劳绍贤通过对脾虚时唾液淀粉酶活性、胃电位、乙酰胆碱、血真性胆碱酯酶含量、皮肤电位、尿香草扁桃酸（尿 VMA）、多巴胺 β 羟化酶、大脑皮层诱发电位和血环核苷酸含量等的改变进行总结，提出脾虚时自主神经功能紊乱，主要表现为：①交感神经（阳）功能偏低，副交感神经（阴）功能偏亢；②交感与副交感神经的应激能力低下。张万岱则将脾虚进行分型来研究脾与神经系统的关系，发现脾虚夹寒型大脑皮质抑制较强，副交感神经兴奋占优势；脾虚夹热型大脑皮质兴奋较强，交感神经兴奋占优势。

二、脾与内分泌系统的关系

胃肠道已被认为是人体内最大的内分泌器官，它不仅能分泌各种消化液完成其对食物的消化吸收功能，而且能分泌许多胃肠激素调节消化系统及其他系统的生理功能。近年来学者对脾虚证胃肠病患者及模型动物血浆的胃肠激素如胃泌素、胃动素、血管活性肠肽、神经降压素、P物质和β－内啡肽等做过许多的研究。总体认为，脾虚时胃肠激素的分泌呈紊乱状态。一般来说，胃泌素、胃动素、神经降压素低于正常组，而生长抑素（阴）高于正常组。对脾虚证模型大鼠组织中的胃泌素及生长抑素的研究发现，脾虚大鼠胃窦黏膜、十二指肠及下丘脑组织中胃泌素含量下降，生长抑素含量增高。另外，有研究发现，正常大鼠胃肠黏膜中G细胞（主要分泌胃泌素的细胞）、D细胞（主要分泌生长抑素的细胞）数的比值相对稳定，并认为这有利于维持正常的胃肠功能，所以G、D细胞的比值是一项重要的指标，能反映此两种细胞功能的相对变化以及这种变化对局部内分泌的影响。而研究发现，脾虚证大鼠胃窦黏膜的G、D细胞的数目、面积和灰度值均发生改变，G、D细胞比例失调，这可能是脾虚时胃肠激素水平失调从而导致胃肠功能紊乱的内在原因，但其中的机制还有待于进一步的研究。

甲状腺激素与人体生长、发育、能量代谢关系密切，亦对体液免疫和细胞免疫有促进作用。甲状腺激素与胸腺依赖性免疫功能呈年龄相关性改变。脾虚时大鼠下丘脑、垂体、甲状腺合成、分泌以及调控功能低下，下丘脑－垂体－甲状腺轴功能明显损伤。

能量代谢是生物体内物质代谢过程中所伴随的能量的释放、转移和利用，它与中医“脾主运化”“脾主肌肉”理论都有着密切的关系。脾主运化，是指从饮食水谷中摄取精微，以营养五脏六腑、四肢百骸。营养物质的吸收，就是一个主动耗能、不断消耗三磷酸腺（ATP）的过程。若脾虚失运，则脏腑、肌肉无以充养，各器官的功能活动会减退。从现代医学角度看，组织器官及肌肉代谢相关酶的活性以及线粒体质和量的变化均是脾虚证发生的病理机制。徐氏等通过对脾气虚证大鼠骨骼肌 ATP 含量及相关代谢酶活性测定后发现，脾虚大鼠骨骼肌中 ATP 含量减少，相关代谢酶如乳酸脱氢酶活性降低，并且差异性显著。表明脾气虚时，肌肉中能量代谢发生了明显变化。裴氏等观察了脾阳虚大鼠横纹肌线粒体超微结构和血清肌红蛋白（Mb）含量，发现造模动物的血清 Mb 明显低于对照组，肌肉中线粒体数目明显减少，并有肿胀、嵴破坏和空泡变性等改变。提示存在着肌肉组织氧运输、储存和利用不足，肌肉能量代谢发生障碍。

三、脾与免疫系统的关系

中医学认为，脾为后天之本，气血生化之源，为机体生理功能的正常发挥提供了物质保障。研究表明，中医脾与抗御外邪与免疫防御密切相关，并发挥着重要作用。若脾失健运，一方面可致机体的消化吸收功能失常，使机体各脏器间平衡遭到破坏，另一方面会引起肌肉不充，卫气虚弱，导致机体抗病、防御功能下降。西医学认为，脾脏是人体最大的淋巴器官，也是人体内一个极其重要的免疫器官，内含丰富的淋巴细胞，是各种免疫细胞居住、增殖并进行免疫应答及产生免疫效应物质的重要基地，又是合成巨噬细胞、增强激素的主要场所，能增强巨噬细胞和中性粒细胞的吞噬作用；还可合成干扰素、补体及细胞因子等生物活性物质。同时，脾脏是全身血液的过滤器，可清除混入血液中的病原体及自身衰老蜕变的细胞。脾也包括胰腺的免疫功能，主要是胰腺分泌的胰岛素的受体被激活时，可加速免疫细胞三磷酸鸟（GTP）向环磷酸鸟（cGMP）转化，从而增强免疫功能。可见脾与免疫功能关系非常密切，虽然西医学中脾脏的概念与中医学“脾”的概念不相同，但它包含在中医学“脾”的范畴中。由此可见，“脾”与免疫系统的关系是十分密切的。

研究发现，脾虚时免疫系统的功能低下，主要表现在以下 4 个方面：

1. 免疫器官重量（脾、胸腺指数）下降。

2. 细胞免疫功能下降。研究发现，脾虚时 T 细胞总数、辅助性 T 细胞（Th 细胞）数目明显减少，抑制性 T 细胞（Ts 细胞）数目不变，但与总数相比相应增加。

3. 体液免疫功能下降。血清中 IgA、IgG、IgM 降低，唾液 sIgA 水平明显低于正常。

4. 非特异性免疫功能下降，其中 RBC C3 bR 花环率、RBC IC 花环率明显低于正常，NK 细胞活性下降，TNF 明显升高，补体 C3、C4 升高。

胸腺是人类以及大鼠重要的免疫器官，胸腺因子、IL－2 均为胸腺组织上皮细胞分泌的重要生物活性分子，有显著的免疫增强作用。甲状腺激素与受体结合，可直接作用于胸腺上皮细胞，促进其分泌胸腺因子、IL－2，提高机体的胸腺依赖性免疫功能。实验表明，四君子汤能显著提高脾虚大鼠的胸腺细胞，增加 T 和 R 的含量，增加胸腺质量/体质量比值，增强血清胸腺因子浓度和胸腺 IL－2 活性。因此，脾虚证的发生与胸腺－神经内分泌网络的改变有关联。四君子汤对脾虚大鼠能够起到双重调节作用，既增加了脾虚大鼠血清甲状腺激素水平，又增加了脾虚大鼠胸腺细胞上酪氨酸（TyR）的结合容量，从而增强甲状腺激素对胸腺的促进作用，促使胸腺上皮细胞合成和分泌胸腺因子，进而诱导和促进胸腺依赖性 T 淋巴细胞分化和成熟，增强巨噬细胞的吞噬功能，最终达到提高机体的免疫功能。

肠道菌群是一个极其复杂的微生态系统。人体肠道内有上千种不同的细菌，其细胞数量是人体细胞数量的 10 倍，编码的基因数量是人体自身基因组的 50～100 倍。肠道菌群与机体的免疫调节功能有密切关系，肠道菌群通过形成菌膜屏障、争夺营养、促进上皮细胞增殖及肠道黏蛋白分泌等途径，抑制病原体、肠道内外源性潜在致病菌。正常情况下，肠道菌群互相依存、制约，保持一定的数量和比例，在一定范围内波动并保持着相对平衡稳定状态，这种平衡对于维持脾主运化的生理功能起着重要作用。脾虚证的发生涉及免疫学的非特异性免疫、体液免疫、细胞免疫、肠道黏膜免疫以及免疫遗传等各方面，而肠道菌群与机体免疫之间的关系极为密切。肠道菌群的重要生理意义包括抵御病原体侵袭、刺激机体免疫器官的成熟、激活免疫系统及参与合成多种维生素、调节物质代谢等。肠道黏液层是免疫系统与外界的主要屏障，肠道相关的免疫系统是人体最大的淋巴免疫活性细胞库。细菌与宿主在黏膜表面的相互作用对于免疫系统的进化有重要作用。正常的肠道免疫屏障能对来自黏膜表面的各种抗原做出正确反应，一旦肠道菌群和肠道免疫平衡被打破，肠道免疫就失去对正常菌群某些抗原的耐受，诱发疾病的产生。因此，中医学“脾”与肠道菌群在机体防御和免疫功能方面存在密切联系，阐明肠道菌群和宿主关系以及肠道环境健康对探索脾虚证本质和发病机制研究具有重要意义。

针灸通过刺激穴位，可以促进神经和内分泌系统的相互作用，从而调节下丘脑－垂体－性腺轴的功能以及激素水平，对许多病理情况发挥双向调节作用。针刺也能使中枢神经系统的5－羟色胺（5－HT）和β－内啡肽（β－EP）等神经递质发生变化，也可使机体释放一些有调节作用的免疫细胞因子，从而对整个NEI网络进行调节。

有研究证实，针灸补气的气海穴、关元穴使补体C3、C4含量提高；针刺补脾气的足三里穴可使机体合成和释放血管活性肠肽增多，达到对胃肠道免疫的调节，并通过肠相关淋巴样组织与全身淋巴组织的交流达到对全身免疫系统的正向调节。脾气虚常伴随脑－肠轴功能失调、免疫功能下降或失调等情况。通过针灸补脾气穴位能调节神经－内分泌－免疫功能；补脾气方药亦对神经－内分泌－免疫失调者具有双向调节作用。神经肽类激素及其受体与免疫系统的各环节可能是中药和针灸等治疗脾气虚证的作用靶点。加强神经－内分泌－免疫网络与“脾气”关系的研究有助于进一步揭示中医脾气的本质，为中医五脏本质的研究提供新的思路和方法。

综上所述，脾与神经系统、内分泌系统及免疫系统均有密切的联系，主要表现为脾虚时自主神经功能紊乱，胃肠激素分泌紊乱及免疫系统功能低下。

有研究证实，胃肠道中存在大量的神经元、丰富的胃肠内分泌细胞和免疫细胞，它们在胃肠黏膜中主要呈弥散分布，相互之间在空间上紧密联系，加之许多相同的生物活性物质和受体在它们之间起信息传递作用，使得任一系统都处在另外两个系统和自身分泌物所形成的复杂的微环境之中。因此，在胃肠道中神经、内分泌、免疫三个系统之间有足够的机会相互作用。所以，胃肠道是神经－内分泌－免疫网络研究的重要领域。而中医学“脾”发挥功能的主要场所就是胃肠道，因此脾很有可能是通过调节神经－内分泌－免疫网络来发挥其功能的。目前神经－内分泌－免疫网络作为机体的调节整合系统备受国际、国内医学界的重视。中西医结合工作者已运用神经－内分泌－免疫网络理论来进行肾本质的研究，并取得了令人瞩目的成果。近来也有学者开始重视肝本质及脾本质与神经－内分泌－免疫网络调控的研究。

（整理：丁国宁）

肺　系

现代医学对生命规律的认识逐步由整体器官水平向细胞分子乃至基因水平深入，在不断发现新事物、新现象的同时，越来越重视机体整合调控机制的探索。机体各细胞、器官、系统的功能活动不仅依靠神经、内分泌系统的调节，而且有赖于免疫系统的参与。神经、内分泌、免疫三大系统在保持平衡协调的同时，完成对内环境稳态及循环、呼吸、消化、泌尿、造血、生殖等系统的调节整合。目前已有无可辩驳的实验证实，一些细胞因子、肽类激素和神经递质以及它们的受体是神经系统、内分泌系统以及免疫系统共同使用的生物学语言。

神经、内分泌系统在感受情绪、物理、化学等刺激产生相应反应的同时，还通过递质、激素将信息传递到免疫系统。免疫细胞可随血液循环在全身各处移动，起一种“游动脑”的作用，能感受神经系统不能感知的刺激如肿瘤、病毒、毒素等，通过免疫系统释放的各种细胞因子和神经内分泌激素及递质，对这些刺激做出恰当的反应，包括免疫系统本身的反应以及上述物质作用到神经、内分泌系统和全身各器官系统后所做出的反应，最终实现清除病因，保持机体稳态的目的。免疫系统通过免疫调节介质如白介素、干扰素、肿瘤坏死因子等作用于下丘脑－垂体前叶－肾上腺皮质轴而影响神经和内分泌系统的状态。神经系统可通过下丘脑－垂体前叶－肾上腺皮质－免疫器官这一多级路径调节内分泌和免疫系统的功能，而内分泌系统则可通过激素控制神经系统和免疫系统的活动。这个系统之间不仅存在大的回路，而且彼此之间进行着直接的双向交流，对机体在不同条件下稳态的维持起着决定性的作用。

五脏中每一脏所主的功能均不是某一系统所能独立完成的。每一脏在神经、内分泌、免疫等系统内均有所划分和交叉，通过系统内的结构产生相互作用，同时又通过系统间共有的递质、激素、细胞因子等信息物质的传递，对人体各系统、器官、细胞多层次地相互调节和整合。机体的生理病理现象是微观动态变化基础上宏观整合的结果。五脏不是指某几个解剖的脏器，而是对生理病理现象的整体概括，是整体的一系列组织器官内部联系的系统。五脏是相互关联、相互作用，难以截然划分的。五脏相关的物质基础是神经-内分泌-免疫网络，相关的实质是网络内的相互作用和联系。

整体观念是中医理论的精髓所在，它非常重视脏腑间的动态平衡，所谓"亢则害，承乃制，制则生化"（《素问·六微旨大论》），这与神经-内分泌-免疫网络理论有着十分相似的观点。肺，位居胸中，左右各一，呈分叶状，质疏松。与心同居膈上，上连气管，通窍于鼻，与自然界之大气直接相通。与大肠、皮、毛、鼻等构成肺系统。在五行属金，为阳中之阴脏。肺主气、主行水、主治节、主宣发肃降。

一、肺与神经系统的关系

中医学认为，肺主气是肺主呼吸之气和肺主一身之气的总称，"司呼吸"是"肺主呼吸之气"的主要功能，具体指肺具有吸入自然界清气，呼出体内浊气的生理功能。而呼吸运动是通过呼吸肌的收缩舒张的过程实现的。肺的呼吸功能和气道张力依赖于气道平滑肌上的毒蕈碱受体和肾上腺素能受体，以及肺部交感和副交感神经的相互作用。气道平滑肌上表达 M2 和 M3 受体，其中 M2 是气道平滑肌上含量最多的受体。副交感神经系统释放的神经递质乙酰胆碱（Ach）刺激气道平滑肌上的 M3 受体引起收缩，同时也激活突触前副交感神经上的 M2 受体抑制 Ach 的进一步释放，阻断这些受体可诱导气道平滑肌舒张和支气管的扩张。另外，气道平滑肌上高表达 β2 受体，β2 受体激动剂通过兴奋 β2 受体可以舒张气道平滑肌，缓解哮喘症状并用于哮喘和慢阻肺疾病（COPD）的治疗，是公认的一线药物。M2 受体能抑制 β2 受体介导的 Ach 的增加并抑制支气管扩张，而 M2 受体阻断剂可以去除其不利影响。与 β2 受体激动剂或毒蕈碱受体拮抗剂单独使用相比，其联合疗法能够提供更好的支气管扩张效果，并具有潜在的附加效应。特别是长效的 β2 受体激动剂与长效的 M 受体阻断剂的联合用药被认为是今后发展的趋势。

二、肺与免疫系统的关系

气道上皮细胞的天然免疫是人体免疫应答的第一道屏障，可通过受体识别病原相关分子模式，随后传递各种信息，引发信号传导，产生各类细胞因子和趋化因子，启动获得性免疫反应。天然免疫在气道上皮细胞清除入侵的病原菌中发挥重要作用。气道上皮细胞识别细菌病原的受体主要包括 Toll 样受体（TLRs）、核苷酸结合寡聚化结构域 NOD 样受体（NLRs）等。与细菌病原识别有关的 TLRs 主要有 TLR2、TLR4、TLR5、TLR9 等。目前研究最多的 NLRs 为 NODl 和 NOD2。刘瑜等绘制高频病位、证型、病证结合与神经内分泌免疫指标关联定向网络图 44 幅，得到 19 条关联规则，其中与肺系有关的结论有：肺系证候主要涉及肺气虚，肺本质的研究主要集中在慢性阻塞性肺疾病、支气管哮喘等病与肺气虚、肺阴虚等证的病证结合模式的探索上，与体液免疫、内皮素及肿瘤坏死因子 - α 联系紧密。

三、肺与内分泌系统的关系

当前医学界所广泛接受的哮喘发病机制为气道变应性炎症学说。然而，进一步的研究表明，神经、内分泌、激素对哮喘有重要的调节作用，在哮喘治疗中，糖皮质激素是最为有效的药物，但长期用药会对哮喘患者下丘脑 - 垂体 - 肾上腺轴（HPA）起到明显的抑制作用。糖皮质激素的分泌主要受 HPA 轴的调节，此外，还受垂体外因素、肾上腺皮质自身因素等的调节。同时，在神经 - 内分泌 - 免疫网络的研究中发现，免疫刺激可产生大量细胞因子

（如 IL－6 等），这些细胞因子除了参与致炎以外，也可激活下丘脑－垂体－肾上腺轴，使血浆中促肾上腺皮质激素、血清皮质酮分泌增加，进而对免疫性炎症产生抑制作用。董竞成等观察益气药黄芪对支气管哮喘反复发作模型大鼠内分泌、免疫系统相关指标的影响。大鼠血清皮质酮含量高于其他各组；黄芪高组血清 IL－4 和 IL－6 含量显著下降，且有量效关系。

肺与神经系统、内分泌系统及免疫系统均有密切的联系，主要表现为肺的呼吸功能和气道张力依赖气道平滑肌上的毒蕈碱受体和肾上腺素能受体，以及肺部交感和副交感神经的相互作用；血中部分激素水平变化参与机体炎症反应；气道上皮天然免疫作用、体液免疫等方面。因此，肺的生理、病理状态下神经、内分泌、免疫三个系统之间存在密切的相互作用，且不独立于其他脏器、系统而单独存在。将肺的生理和病理状态与神经－内分泌－免疫网络理论相结合进行深入研究，很可能取得突破性进展，对最终揭示肺的本质、功能、探索肺相关疾病的发病机制、阐释中医理论、发展中医学将会有极其深远的影响。

（整理：陈晶晶）

肾　系

一、中医学肾藏象理论

肾位于腰部脊柱两侧，左右各一。《素问·脉要精微论》说："腰者，肾之府。"肾的主要生理功能是：主藏精，主水，主纳气。由于肾藏先天之精，主生殖，为人体生命之本原，故称肾为"先天之本"。肾气分阴阳，肾阴与肾阳能资助、促进、协调全身脏腑之阴阳，故肾又称为"五脏阴阳之本"。肾藏精，主蛰，又称为封藏之本。

脏腑气化，是指由脏腑之气的升降出入运行推动和调控着各脏腑形体官窍的生理功能，进而推动和调控着机体精、气、血、津、液各自的新陈代谢及其与能量的相互转化的过程。肾阳在推动和调控脏腑气化过程中起着极其重要的作用。

肾气由肾精所化，也是一身之气分布到肾的部分。由于肾精的主体成分是先天之精，肾气也主要属先天之气，与元气的概念大致相同，故为脏腑之气中最重要者，称为脏腑之气的根本。肾气也涵有阴阳两部分：肾阴是其中具有凉润、宁静、抑制、凝聚等作用的部分，肾阳是其中具有温煦、推动、兴奋、宣散等作用的部分。肾阴与肾阳对立统一，协调共济，则肾气冲和条达。

肾阳为一身阳气之本，“五脏之阳气，非此不能发”（《景岳全书·命门余义》），能推动和激发脏腑经络的各种功能，温煦全身脏腑形体官窍，进而促进“有形化无形”的气化过程。肾阳充盛，脏腑形体官窍得以温煦，其功能活动得以促进和推动，各种生理活动得以正常发挥，同时机体代谢旺盛，产热增加，精神振奋。若肾阳虚衰，温煦、推动等功能减退，则脏腑功能减退，机体的新陈代谢减慢，产热不足，精神不振，发为虚寒性病证。

肾阴为一身阴气之源，“五脏之阴气，非此不能滋”（《景岳全书·命门余义》），能抑制和调控脏腑的各种功能，凉润全身脏腑形体官窍，进而抑制机体的新陈代谢，调控机体的气化过程，减缓精血津液的化生及运行输布，产热相对减少，并使其凝聚成形而为精血津液，所谓“无形化有形”。肾阴充足，脏腑形体官窍得以濡润，其功能活动得以调控而不亢奋，同时机体代谢减缓，产热减少，精神宁静内守。若肾阴不足，抑制、宁静、凉润等功能减退，则致脏腑功能虚性亢奋，新陈代谢相对加快，产热相对增多，精神虚性躁动，发为虚热性病证。

二、西医学肾脏的结构

肾脏是实质性器官，位于腹膜后脊柱两旁，左右各一，形似蚕豆。肾单位是肾脏的基本功能单位，与集合管共同完成泌尿功能。人的两侧肾脏约有 200 万个肾单位，每个肾单位包括肾小体和肾小管两部分，肾小体又包括肾小球和肾小囊两部分。肾小球的核心是一团毛细血管网，其两端分别和入球小动脉及出球小动脉相连，肾小球的包囊称为肾小囊。肾小囊有两层上皮细胞，内层紧贴在毛细血管壁上，外层与肾小管壁相连，两层上皮之间的腔隙成为囊腔，与肾小管相通，血液经过肾小球时，水和某些成分可以通过肾小球毛细血管网向囊腔滤出，形成原尿。肾小管全长分为三段，近端肾小管、髓袢和远端肾小管。肾小管具有重吸收和分泌功能，对尿液的浓缩有重要作用，浓缩后的尿液经连接小管汇入集合管，再经乳头管进入肾盏、肾盂，最后通过输尿管进入膀胱。

三、中医学肾功能理论与西医学肾脏生理学的兼容

通过分析中医学肾功能和西医学肾脏的生理功能，发现在机体水液和骨骼的代谢、血液的生成方面，中医学的“肾”与西医学的肾脏具有相当多的兼容与结合点。

（一）肾与水液代谢

肾主水，与膀胱相表里，开窍于耳和二阴。中医学理论认为，人体的津液代谢依赖肺、脾、肾和三焦的功能协调，而肾为五脏之本，肾中精气的蒸腾气化主宰着全身津液的代谢，《素问・逆调论》云：“肾者水脏，主津液。”

说明肾对体内津液的输布和排泄起着重要作用，故肾的蒸腾气化作用失常，会出现水肿、尿少等症，所以《素问·水热穴论》又说："肾者，胃之关也，关门不利，故聚水而从其类也。上下溢于皮肤，故为胕肿，胕肿者，聚水而生病也。"如果肾气亏虚，气不化水，又会出现小便清长，尿量增多等症。《素问·灵兰秘典论》云："膀胱者，州都之官，津液藏焉，气化则能出矣。"这里的气化就是指肾的气化功能，说明膀胱只是具有贮存尿液的功能，需要依靠肾的气化功能调节尿液的排泄。这与西医学中肾脏的调节水液代谢的功能相同，肾脏病变可以因为肾小球的滤过率下降出现水肿、少尿、无尿等症，肾小管重吸收功能异常又会出现夜尿、多尿等症。

（二）肾与骨的关系

肾具有闭藏精气的功能，而精气是构成人体的基本物质，是人体生长发育和功能活动的物质基础，人体骨骼的生长发育有赖于肾中精气的滋养，《素问·上古天真论》云："丈夫八岁，肾气实，发长齿更……三八，肾气平均，筋骨劲强……四八，筋骨隆盛……八八，天癸竭，精少，肾脏衰，形体皆极。"说明了人体生长壮老已的自然规律与肾中精气的盛衰密切相关，肾中精气的盛衰参与了骨代谢的整个过程。肾精充沛，骨得所养，其生长发育和功能活动才能正常。《素问·痿论》云："肾主身之骨髓。”《素问·六节藏象论》说肾“其充在骨”。以上均说明肾中精气充盈，才能营养骨髓，而骨的生长发育有赖于骨髓的充盈及其所提供的营养，所以说肾精能促进骨的生长发育。《医经精义》曰：“骨内有髓，骨者髓所生……肾藏精，精生髓，故骨者，肾之所合也。”阐明了骨骼的发育有赖肾精的滋养，肾精不足，则影响骨的发育，令筋骨不坚，因此《素问·痿论》云：“肾主身之骨髓……肾气热，则腰脊不举，骨枯而髓减，发为骨痿。”

西医学的生理学与病理学研究已证实，肾脏与骨同样有着密切联系，首先肾脏与骨皆发生于胚胎外胚层，是同源器官，在发生学上有着相关性，并且骨骼的发育及重塑与肾脏的内分泌功能密切相关。肾脏对骨代谢的调节主要表现在肾脏1α－羟化酶的活性及其对钙磷代谢的调控上，1α－羟化酶的重要作用是使无生物活性的维生素D转化成1，25－$(OH)_2D_3$，后者既能促进肠道和肾小管对钙磷的吸收，又能促使骨髓造血祖细胞向破骨细胞分化，促进骨钙动员，最终使血中钙磷水平升高，促进软骨矿化。因此，当肾功能不全时，1α－羟化酶生成减少，维生素D不能转化成活性维生素D_3，从而影响钙的吸收，最终导致肾性骨营养不良。

（三）肾与血的关系

血由营气和津液组成，营气和津液都来源于脾胃运化的水谷精气，《灵枢·决气》云："中焦受气取汁，变化而赤，是谓血。"因此有脾胃是气血生化之源之说。肾为水火之脏，内寓元阴元阳，肾中精气是机体生命活动的原动力，肾阴有滋养全身各脏腑的作用，肾阳具有推动全身各脏腑活动的功能，为生命之动力，气化之根源，因此中焦脾胃对水谷的运化吸收化生气血的过程，有赖于肾中精气的推动作用。此外，肾藏精，精和血可以相互滋生和转化，故有"精血同源"之说。《诸病源候论》云："肾藏精。精者，血之所成也。"《黄帝内经素问集注》云："肾之液复入于心而为血。"可见肾精是化生血液的基本物质。因此，血的化生与肾气的盛衰密切相关，正所谓"精足则血足"。肾为先天之本，五脏之根，脾阳根于肾阳，当肾气亏虚时最先影响到脾的运化功能，脾失健运，受纳失司，导致气血化生不足，形成血虚证；肾关不利，水湿不化，湿浊中阻，同样影响脾的运化功能，从而加重血虚；并且肾精不足，不能化生气血，亦可导致血虚。西医学认为，肾脏可以分泌促红细胞生成素，后者可以促使幼稚红细胞的增殖并且向成熟红细胞转化。因此，当肾功能不全时，促红细胞生成素生成不足导致红细胞生成减少，是出现肾性贫血的主要原因。此外，由于毒素所致的食欲减退，营养元素摄入不足也导致红细胞生成减少，尿毒症毒素还可导致红细胞寿命缩短，引起出血和溶血等并发症，这些均可加重贫血。实验研究证实，补肾方加全胎液能提高血红蛋白和促红素的水平，改善贫血症状，促进骨髓造血，这也证明肾气亏虚能影响血的生成，与西医学的肾性贫血理论不谋而合。

上海沈自尹院士等通过近半个世纪运用中西医结合研究中医基础理论——“肾本质”，认为“肾”虽然归属于五脏，但肾的功能涉及面最广，也最根本。肾不但是先天之本，而且在明代著名学者孙东宿、张景岳、赵养葵倡导的“命门”学说中被视为像生命之门一样重要。肾阳温煦着全身各脏器的阳，肾阴滋养着全身各脏器的阴。因此，“肾”被视为人体脏器的调节中心。通过实验研究发现，“肾虚证”患者尿17-羟皮质类固醇在肾阳虚患者中普遍很低，具有规律性，而这项指标反应了内分泌重要腺体——肾上腺皮质的功能。这一发现提示，命门与肾上腺皮质之间的密切关系，并通过系列动物实验证实“肾”确为命门学说中重要脏器的调节中心。后期沈院士通过对肾虚证、肾阳虚证神经-内分泌-免疫网络调控的动物实验研究证实，肾阳虚证与NEI网络有内在联系，补肾药是调节下丘脑、NEI网络、HPAT轴的手段。认为肾阳虚的发病环节在下丘脑。从方剂辨证入手研究，认为肾阳虚证涵盖NEI网络，其调控中心在下丘脑，这也是何复东老中医“破解阴阳”，找寻人体阴阳实质理论的启发点所在。

（整理：张颖）

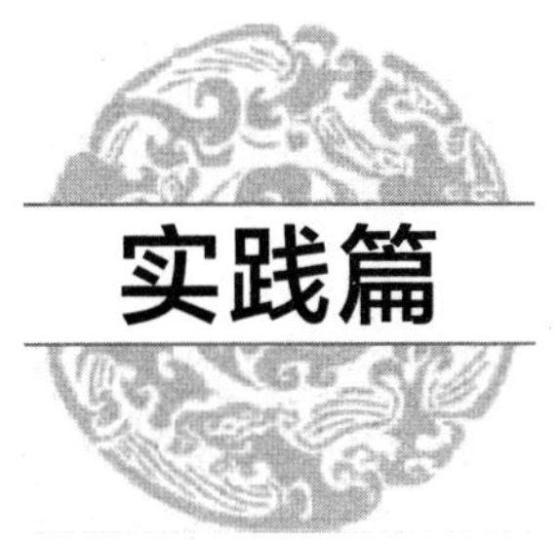

实践篇

中医精准医疗理论与实践概述

阴阳学说是中国古代唯物论与辩证法的精髓，是中国传统文化的重要特征之一。其中中医阴阳学说是中医学理论的基石，是中医学的理论工具和方法论，在中医学中应用广泛，从理论到临床实践，从药性到组方都起着重要指导作用。张景岳在《景岳全书·传忠录·阴阳篇》中言："设能明彻阴阳，则医理虽玄，思过半矣。"可见正确认识阴阳学说是打开中医学之门的金钥匙。

"阴阳"之词最早记载于西周时期的《诗经》中，《诗经·公刘》云："既景乃冈，相其阴阳，观其流泉。"通过向阳和背阴的方法确定水流的方向，是最早期记载的哲理性原始阴阳观，是先民通过观察自然现象而总结的朴素阴阳对立属性。晚于《诗经》的《周易》进一步发展了阴阳的原始理论，其中《易经》有了阴爻（－－）和阳爻（－）的记载，通过卦象的方式表述了"阴爻""阳爻"间相互对立、互根转化的关系，这无疑是关于阴阳学说基本内容的描述，其中关于"阴阳"的记载有 12 处之多。《易传》则对阴阳进一步进行阐释，认为阴阳是构成世间万物的两种气，是自然界事物发展变化的两种内生动力，一切事物都有阴阳对立的两个方面，而且这两个方面互相联系、相互依存，即两点论的辩证法思想。从此阴阳学说开始由解释自然现象向其他学科发展延伸。阴阳学说进入中医学领域，追溯至《史记·扁鹊仓公列传》中的扁鹊“入虢之诊”，之后历经春秋，尤其到了战国时期，阴阳学说逐渐移植渗透至中医学领域，用以解释中医的生理、病理、诊断、治疗等。成书于战国至秦汉时期的《黄帝内经》将阴阳学说系统成熟应用于中医学中，产生了中医阴阳学说。

对于中医人而言，阴阳学说一直在解释人体生理、病理以及在疾病诊断、治疗、养生等方面的重要理论工具。然而，在现今循证医学的时代，中医阴阳学说无法提供客观具体的实物证据，也无法像西医那样用客观的实验数据验证，因而被不少不了解中医的人以及部分西医人说成“玄学”，甚至称其为“伪科学”。观目前中医学术界之繁荣发展，远胜唐宋明清时期，在中医基础医学上，力倡“读经典，做临床，拜名师”之方法，所得经验皆传承于名老中医毕生心学，用于临床也效如桴鼓。以此方法培养出了大批名中医，但从基础理论方面创新发展者较少。任何一门学科，都需要在基础理论上不断创新发展，否则单纯总结前人经验而只重于应用，则会出现学术根基不牢，发展动力不足的尴尬。在此背景下，名老中医何复东主任医师提出了“破解阴阳——中医精准医疗的理论基础研究”课题，以促进中医基础理论的创新发展。

历来中医对“肾之阴阳”的研究众说纷纭，立论庞杂，缺乏现代科学实验验证，直到20世纪50年代，上海沈自尹院士关于“肾本质”研究结果的公布才开启了中医现代化研究的步伐。从海量中医文献中看到古人对肾重要性的认识。“肾主水”“肾主藏精”“作强之官”“左为肾，右为命门”“主纳气”“生髓主骨”“开窍于耳”“胃之关”“司二阴”。东汉张仲景的“八味肾气丸”；明代张景岳的“左归饮”“右归饮”，《类经图翼·大宝论》中言：“天之大宝，只此一丸红日；人之大宝，只此一息真阳。”赵献可更是将肾与命门提到了人体生命活动的最高位置，他认为命门的水火即真阴真阳等。这些说明古人先贤对肾的本质是怀有疑虑的，致使他们不懈为探寻肾的本质而努力，但最终还是没能找到藏精、作强、真阴、真阳之所主。直到中华人民共和国成立后，以国家支持为后盾，在党和政府的领导之下，倾全国中医之力，穷沈自尹院士毕生之精力，历经50载奋斗才找到了肾的“本质”，其定性、定量、定位皆在下丘脑、垂体、神经－内分泌－免疫网络。研究发现，用补肾药物后，神经、内分泌、免疫三大系统都有较明显的改善。也就是说，补肾能协调基因表达的失衡，重新构筑机体平衡。通过动物实验还证实了肾阳虚证与神经－内分泌－免疫网络（NEI）有内在联系，补肾药是调节下丘脑、NEI网络、小丘脑－垂体－肾上腺－胸腺（HPAT）轴的有效手段，亦是肾阳虚证定位研究的重要佐证。这些科研成果的公布，得到学术界的一致认可。至此，全国各地的中医临床及科研人员通过多角度临床实践验证补肾在调整机体阴阳平衡方面的重要性，像卢允良所著的《全息补肾话中医》一书医理篇中“中医全息补肾论——中药温通热疗法”、北京西苑医院张东所著《元气神机：先秦中医之道》中所选归一饮、观复汤之方药的临床应用，从不同角度验证了沈自尹教授的科研成果。何复东老师及其团队亦受此启发，提出了“破解阴阳——中医精准医疗的理论基础研究”课题。

如何将人体客观存在的生理病理表现与中医阴阳学说相结合，听起来有些抽象，但何复东老中医经过多年对中医基础理论及西医神经－内分泌－免疫学理论的对照研究及临床实践，认为人体生理病理状态下阴阳表现的物质基础正是自主神经系统调控的遍布全身的神经－内分泌－免疫网络，其中能量消耗型的活动性神经——交感神经调控阳性表现；保存恢复能量型的休息神经——副交感神经调控阴性表现。由此，人体生理病理状态下抽象的阴阳概念则形象化、具体化，更容易去理解、掌握其深刻内涵，对于贯穿中医理、法、方、药体系的阴阳理论有全新角度的理解，并能以此为切入点将其应用于中医理论及实践研究中。为此通过对西医神经－内分泌－免疫学的研究，明确了阴阳在人体的定性、定量、定位的科学结论，人体内神经－内分泌－免疫网络所调控的人体生命现象，就是中医观察到的阴阳现象；中医观察到的阴阳表现，通过现象看本质，这个本质就是“神经－内分泌－免疫网络”，这就是阴阳的实质。阴阳在人体内是有物质实体的，可以像西医的脏腑组织结构一样直观地解剖、实验观察。

任何医学理论研究的落脚点在于指导临床实践，“破解阴阳——中医精准医疗的理论基础研究”也不例外。何复东老师提出上述课题后，和他的团队通过10多年的临床实践验证，凝练何老50余年理论研究及诊治经验，从“穷必及肾”及沈自尹院士研究成果中受到启发，深入认识到“病必及肾”，先后创立“葛九汤（葛根、巴戟天、淫羊藿、仙茅、补骨脂、骨碎补、灵芝、黑豆、炙甘草）”，“葛三汤（葛根、熟地黄、淫羊藿）”。两方均立意于调整肾之阴阳，即西医学之下丘脑、垂体、神经－内分泌－免疫网络（NEI）。方中主要药物以补肾为主，其主要目的在于调整下丘脑－垂体－靶腺（肾上腺、甲状腺、性腺等）轴功能。如巴戟天补肾助阳，现代药理学证实其主要含有黄酮、氨基酸等，有明显的促肾上腺皮质激素样作用。仙茅，辛，热；归肾、肝经；温肾壮阳；主要含有酚类及其苷、三萜及皂苷类，具有免疫调节、抗氧化、雌激素样和抗骨质疏松作用。淫羊藿，辛、甘，温；归肾、肝经；补肾壮阳；主要成分是黄酮类化合物，可以增强下丘脑－垂体－性腺轴及肾上腺皮质轴、胸腺轴等内分泌系统的分泌功能。葛根，甘、辛，凉；归脾、胃经；解肌退热，生津，透疹，升阳止泻；其中异黄酮的含量和活性远远超过传统异黄酮提取原料大豆，广泛应用于心血管预防、皮肤美白、促进表皮细胞再生、愈合伤口、软化角质等。熟地黄，甘，微温；归肝，肾经；能够补血滋阴，益精填髓；内含梓醇、糖类、地黄素、氨基酸、地黄苷（ABD）以及多种化学微量元素等；具有抗氧化、抑制肿瘤发展、促进造血、抗衰老等作用。其中“葛九汤”主要用于女性围绝经期诸症，亦可加减应用于妇科。“葛三汤”主治各类内科杂证。应用上述方剂调整神经－内分泌－免疫网络（阴阳在人体的实质），要“察色按脉，先别阴阳”（《素问·阴阳应象大论》），亦即通过四诊明辨自主神经功能失衡中能量消耗型的活动性神经（交感神经调控阳性表现）和保存恢复能量型的休息神经（副交感神经调控阴性表现）孰盛孰弱，确定具体立法及加减用药。例如，烦躁失眠、躁狂易怒者，属交感盛者，即为能量消耗型的活动性神经——交感神经调控阳性表现亢奋，选以“天麻、钩藤、石决明”类药物以拮抗之；如出现乏力困倦、畏寒肢冷、腰膝酸软者即为保存恢复能量型的休息神经——副交感神经调控阴性表现占优势，用药选“杜仲、川断、海马、鹿茸”类药物等以兴奋之；对于内分泌疾病中出现雄激素分泌过多及交感盛者所致的痤疮，亦属于交感神经调控的阳性表现亢盛，多选“黄连、黄芩、黄柏、知母”等以拮抗之，如此种种。至于辨治中出现其他变证则依张仲景“观其脉证，知犯何逆，随证治之”之理念，可随证加减，灵活应用。

中医人不忘初心，对阴阳学说的本质历经了2000多年的艰难探寻，总结了丰富的经验内容，何复东老中医及其团队站在中医先贤肩膀上，通过10多年理论研究及临床验证，对中医阴阳学说从理论基础到临床实践有了创新发展，完成了“破解阴阳——中医精准医疗的理论基础研究”的课题，在此创新理论指导下实现中医精准医疗，让传统辨证论治更加简便实用，在探索中形成了系列疗效确切的经验方（如葛三汤、葛九汤、何氏温阳利水方、何氏劳咳方、功腰汤等），后期将通过进一步深入研究，将其发扬光大，积极推广应用和造福人类健康事业，这也是实现了以何复东老中医为代表的中医人的“千年追寻的梦”。

（整理：刘美）

医案十五则

何复东老中医将人体生理病理状态下阴阳之象的实质与神经－内分泌－免疫网络结合之后，尝试在中医辨病、辨证论治的基础上结合现代中药药理研究成果组方用药治疗疾病，处方风格发生了很大变化，临床疗效也有了显著提升。下面是何复东老中医临证时应用此理论治疗疾病的个别案例。医案由学生整理，分析尚不精深，希望能抛砖引玉，仔细研读、体会其中真味，也希望与有识之士共同探讨。

1. 消渴病（糖尿病）

患者张某，男，45 岁，汉族。2015 年 10 月 5 日就诊。

患者自诉从 2013 年开始出现口干，口苦，多饮，饮不解渴，多尿，善食易饥，腰困乏力，口黏，口中发甜等症，曾在外院明确诊断为“2 型糖尿病”，并长期口服“盐酸二甲双胍片、瑞格列奈片”治疗，血糖控制不理想，就诊时因劳累后诸症加重。查见舌质红，苔少欠津，脉浮虚浅溢。查空腹血糖 12. 8mmol/L，餐后 2 小时血糖 16. 9 mmol/L。心、肺、腹查体未见异常。

一诊处方：

巴戟天 20g　仙茅 15g　淫羊藿 30g　肉苁蓉 30g
黄柏 15g　知母 30g　葛根 30g　黄芩 30g
黄连 30g　地骨皮 30g　石膏先煎 60g　苍术 30g
薏苡仁 60g　蚕沙 30g　土茯苓 30g　马齿苋 30g
鸡内金 30g　山楂 30g　芦根 30g

5 剂。每日 1 剂，水煎 450mL，早、中、晚 3 次饭后温服。

2015 年 10 月 11 日二诊：患者诉服上剂后口干、口苦、多饮、饮不解渴、多尿、善食易饥、腰困乏力、口黏、口中发甜诸症状明显减轻，尿黄，舌质淡红，苔薄白，脉浅溢。前方巴戟天、仙茅、肉苁蓉、淫羊藿均减量至 10g，加桑螵蛸 15g、益智仁 10g、五味子 20g、玉米须 10g，更服 5 剂后诸症消失。血糖监测空腹在 5.0 ~ 6.0mmol/L 之间，餐后 2 小时血糖在 7.5 ~ 8.0mmol/L 之间。

二诊处方：

巴戟天 10g　仙茅 10g　淫羊藿 10g　肉苁蓉 10g
黄柏 15g　知母 30g　葛根 30g　黄芩 30g
黄连 30g　地骨皮 30g　五味子 20g　玉米须 10g
苍术 30g　薏苡仁 60g　蚕沙 30g　土茯苓 30g
马齿苋 30g　山楂 30g　芦根 30g　桑螵蛸 15g
益智仁 10g　石膏先煎 60g

5剂。每日1剂，水煎450mL，早、中、晚3次饭后温服。

按语 何老察色按脉后认为，该患者壮年男性，久患消渴之疾，加之劳累，暗耗营卫气血，中医辨证为肺肾阴虚、三焦失和。消渴之病，以口渴、多饮、多尿，久则形体消瘦为主要特征。消渴之名首见《黄帝内经》，仲景将其为上、中、下三消，并分别辨证立方。何老秉承仲景之学，结合三因制宜，创立了符合本地域消渴病患者的"三消蠲糖饮"。何老认为，消渴之病在上表现以阳虚气浮，营卫气血不足，卫虚气浮不敛，营虚燥热内生，心移热于肺，故见口干、多饮；热盛于内，气蒸于外，可见多汗、消谷善饥；热盛中焦，化火化毒，水分偏渗膀胱，肠失濡润，而见口苦、多尿、大便干结；腰为肾之府，久病及肾，肾水亏耗，腰府空虚可见腰困乏力；肾水之虚以致虚火内生，火因水竭益烈，水因火烈而益干，可见口渴多饮，饮一溲一，舌红欠津，故何老认为，治疗消渴之病应兼顾肺、胃、肾三脏，无论上、中、下之消渴，皆以泄热、建中、补肾为主。

方中巴戟天、仙茅、淫羊藿、知母、黄柏为君，以温肾阳、补肾精、泻肾火、滋肾阴，以调先天，取"二仙汤"之意；巴戟天、淫羊藿、仙茅皆入肾经，培补先天真阳；知母入肺、胃、肾三经，清热泻火，滋阴润燥，黄柏入肾、膀胱经，以泻火除蒸，两药相合而泻相火。方中君药使先天得充，虚火自除，暗合金匮肾气丸治消渴之意；葛根、黄芩、黄连、马齿苋、地骨皮、石膏共为臣药，仿“黄连解毒汤”之意，以清热解毒、生津益胃，清中焦燥热而生肺胃之阴液；方中黄柏、知母、石膏亦取“白虎汤”之意，以清气分之热，生肺胃之津；方中佐以苍术、薏苡仁、蚕沙、土茯苓、鸡内金、山楂以建中和胃，调补后天之本，以防方中君臣药物寒凉温燥损伤脾胃；方中芦根为使药，引热下行，以达清热生津、除烦利尿之功效。综观全方，何复东老师宗仲景之法而不泥其方，兼顾上、中、下三焦，补肾、清热并举，培补先后天之本，用之临床其效可验。

（整理：刘美）

2. 汗证（自主神经功能紊乱）

患者王某，女，49 岁，回族。2016 年 3 月 15 日就诊。

患者自诉心烦，燥热汗出，动则尤甚，口渴欲饮，夜寐不宁，便秘尿赤，舌质红，苔黄少苔，脉溢。既往否认糖尿病、高血压病、冠心病病史。查见患者面色红赤，皮肤潮湿，心、肺、腹查体未见异常。生理反射正常，病理反射未引出。

一诊处方：

黄连 15g　　黄芩 15g　　黄柏 15g　　栀子 15g

知母 15g　　生地黄 30g　　天麻 15g　　钩藤 15g
玄参 30g　　甘草 10g　　水牛角 30g　　石膏先煎 60g
石决明先煎 30g

3 剂。每日 1 剂，水煎 450mL，早、中、晚 3 次饭后温服。

2016 年 3 月 19 日二诊：患者诉服药后心烦、燥热汗出、口渴欲饮、便秘、尿赤症状明显好转，已去七成，仍有夜寐不宁、大便略干，舌质红，苔薄白，脉浅溢。遂更方如下：

二诊处方：

黄连 15g　　黄芩 15g　　黄柏 15g　　栀子 15g
知母 15g　　生地黄 30g　　天麻 15g　　钩藤 15g
玄参 30g　　大黄 6g　　水牛角 30g　　甘草 10g
石膏先煎 90g　　石决明先煎 30g

5 剂。每日 1 剂，水煎 450mL，早、中、晚 3 次饭后温服。

进 5 剂后随访已愈。

按语　何老分析，患者女子，年已七七，天癸欲竭，肝肾亏虚，加之患者秉性急燥，易于成郁化火，营卫失和，邪热郁蒸，热迫津泄。综合四诊特点投以“调营清热止汗方”，以调营清热，生津止汗。《素问·阴阳别论》中言：“阳加于阴谓之汗。”《素问·宣明五气》曰：“五脏化液，心为汗。”何老认为，实证汗证乃营卫失和，邪热郁蒸，热迫津泄为主，目前人多食肥腻之品，加之情志郁怒所伤，积久化热化火，火有余便为毒，热毒内蕴，营卫失和，逼津外泄而成汗证。治以清热调营、生津止汗为主。方中以黄连清泻心火，合以黄芩、栀子、知母、黄柏泻火以除烦解毒，清热以坚阴，使得热清则火不内扰，防汗之疏泄太过，阴坚则汗不外泄。天麻、钩藤、石决明以镇肝息风、解郁清热，玄参、石膏、水牛角以清热生津、泻火解毒，方中重用玄参、石膏，苦咸而凉，滋阴润燥，壮水制火，启肾水以滋肠燥；生地黄甘苦而寒，清热养阴，壮水生津；甘草调和诸药。

（整理：刘美）

3. 心悸（心律失常——心动过缓）

患者丁某，女，68 岁，维吾尔族。2015 年 6 月 17 日就诊。

患者自诉既往有冠心病病史，长期口服抗凝、扩管、营养心肌药物治疗，就诊时症见心中悸动不安，时做时止，不能自主，形寒肢冷，甚者头晕黑蒙，伴胸闷、头晕、眩晕、耳鸣，舌质淡，苔薄白，脉沉而结代。门诊查动态心电图检查提示，窦性心动过缓和房性心动过速交替发作，最慢心率 50 次/分，最快心率 115 次/分。门诊给予抗心律失常药物干预治疗后症状改善不明显。

一诊处方：

红参 15g　　黄芪 30g　　麻黄 15g　　桂枝 30g
细辛 3g　　附子 10g　　巴戟天 15g　　淫羊藿 15g
仙茅 15g　　炙甘草 30g

5 剂。每日 1 剂，水煎 450mL，早、中、晚 3 次饭后温服。

2015 年 6 月 23 日复诊：患者诉服上剂后心悸、胸闷、头晕、眩晕、耳鸣、形寒肢冷、头晕黑蒙诸症明显好转，舌质淡，苔薄白，脉沉。遂继服一诊处方 7 剂巩固疗效，后期随访病情稳定。

按语　何老综合四诊辨证认为，该患者年老，罹患胸痹，中医辨证为肺肾气虚、心阳不振，予以自拟通阳定悸汤化裁口服。《素问·平人气象论》中说："脉绝不至曰死，乍疏乍数曰死。"其论述类似西医学所指病态窦房结综合征。心悸又名"心动悸""心下悸""心中悸"等，《说文解字》曰："悸，心动也。"心悸即为心中动悸、惊惕不安，不能自主。何老深谙《黄帝内经》《伤寒论》之要义，认为心悸为胸中宗气衰弱，肺肾气虚致，不能助心行血，心主血而行血脉，肺主气而司呼吸，肺失宣肃，内舍于心而致血运失常，肺气亏虚，不能助心治节而致心脉运行不畅。肾阳为一身阳，肾阳不足，心阳失于温煦，而致寒凝血脉。心悸、头晕、黑蒙、耳鸣均为心脉不畅，心失所养、脑窍失荣所致；形寒肢冷，舌淡苔白，脉沉均为肾阳不足之表现。通阳定悸汤方中红参、黄芪为君，以益气养血、充养心脉。《神农本草经》云："人参：主补五脏，安精神，定魂魄，止惊悸，除邪气，明目，开心益智。"黄芪，甘、温，补益肺气，兼补气养血。麻黄、桂枝、细辛以宣散肺气，鼓动心脉。附子、巴戟天、淫羊藿、仙茅共为臣药，温肾阳，补肾精，调补后天之本，使肾阳得温，寒凝得散，心脉得复；心乃君火，必赖肾中真阳以充养。炙甘草为佐药以调和诸药，并缓附子之毒。桂枝，辛、甘，温；归心、肺、膀胱经；以温通经脉，助阳化气，平冲降气；为使药。桂枝、甘草相伍，桂枝入心，辛温助阳；甘草甘温益气，再助心中阳气复生。二药合用，辛甘化阳，阳复而阴济，使心悸得以安宁。纵观全方宣补有度、配伍得当，临床验之有效。

（整理：杨宇玲）

4. 瘿病（甲状腺结节）

患者马某，女，45岁，汉族。2016年8月6日就诊。

患者自诉颈前肿大，按之如豆，憋闷不舒，倦怠乏力，咽部不适，怕热多汗，情绪波动时上述症状明显，舌质淡苔薄白，脉弦滑。查体双眼正常，视力正常，颈前局部肿大（甲状腺Ⅱ°），按之可及散在结节，质地韧，活动度可，未及明显触压痛，心、肺、腹查体未见明显异常，双下肢不肿。

一诊处方：

玄参 30g　　浙贝母 15g　　生牡蛎先煎 30g

夏枯草 30g　　黄精 15g　　猫爪草 30g　　山慈菇 20g

僵蚕 15g　　海藻 15g　　莪术 9g　　赤芍 15g

穿心莲 30g　　合欢花 15g　　百合 15g　　甘草 15g

7 剂。每日 1 剂，水煎 450mL，早、中、晚 3 次饭后温服。

2016 年 8 月 14 日复诊：诉服上剂后觉颈前肿大拘胀感减轻，憋闷不舒、倦怠乏力、咽部不适、怕热多汗症状缓解，情绪稳定，舌质淡，苔薄白，脉弦滑。查颈前局部肿胀质地变软，上方更服 7 剂后诸症悉除。复查甲状腺 B 超提示，甲状腺结节部分吸收，甲状腺 I°。之后调以膏方长期口服，病情稳定。

按语　该患者中年女性，年近七七，痰瘀阻滞，治疗以理气化痰、解郁散结为主，方用消瘿散结汤。本方为何老治疗瘿病（肉瘿、瘿痈、瘿瘤）的临床经验方。中医学认为，其病位在颈（甲状腺），主要因情志失调、水土失宜、体质等因素引起气郁、痰凝、血瘀，即气、痰、瘀交阻于颈前而成；与肝、脾、肾诸脏有关，与肝脏的关系尤为密切。从“瘿病”的病因病机可以看出，痰凝、气滞、血瘀正是该病辨证论治的关键点所在。何老指出，气郁、痰凝、血瘀普遍存在疾病全过程，在其发病发展过程中都有消瘿散结汤的适用阶段。何老还强调，该病的女性发病平均年龄多在围绝经期前后，女性患者除须重视从肝论治外，不能忽视肾。故在治疗上，应兼顾阴阳平衡、肝肾同源，治疗运方时有补有泻，分清主次，有所取舍，补而不腻，泻而不伤，将“补其母”或“泻其子”灵活运用，以达到泻实补虚之目的。消瘿散结汤方中玄参、牡蛎、贝母为君药，以清热滋阴，化痰散结。夏枯草、海藻、贝母、山慈菇、猫爪草、僵蚕共为臣药，以清痰火，散郁结；佐以莪术、赤芍、穿心莲以活血、祛瘀；百合，味甘微苦，入心、肺经，以养阴润肺，清心安神；合欢花，味甘性平，入心、脾经，以舒郁，理气，安神，活络；黄精，味甘性平，入脾、肺、肾经，以补脾润肺，养阴生津；百合、合欢花相伍以清养心肺、安神定志；合欢花、黄精配伍以健脾养心，化痰补虚；甘草调和诸药。方中夏枯草入肝、胆经，能清肝火、散郁结，用于治疗瘰疬、结核等属痰火者；方中海藻能软坚散结，消痰，利水，用于治疗瘿瘤、瘰疬、睾丸肿痛、痰饮水肿等。纵观全方，在寒温并用、补泻兼施的同时，无攻邪伤正之弊而有温润补虚之能。增强了活血软坚、消瘿散结的作用，诸药配合共奏理气、活血、化痰、散结之功效。

（整理：刘美）

5. 关格（慢性肾功能不全）

患者马某，男，39 岁，汉族。2016 年 2 月 14 日就诊。

自诉小便少，色清，面色晦滞，纳呆食少，倦怠乏力，恶心干呕，胸闷心悸，腹胀便秘，舌质淡，苔白厚腻，脉沉迟。患者既往有慢性肾功能衰竭、高血压病、糖尿病、脑出血病史，曾多次在肾病科、心内科、神经内科等科室住院治疗，长期口服保肾、减少尿蛋白排泄、降压、调脂、稳斑、降糖等药物治疗，在门诊查血清肌酐325μmol/L，尿素氮14.5mmol/L，尿酸612mmol/L。查体面色黧黑，晦暗无华，血压155/100mmHg，双肺呼吸音粗，心界向左下扩大，第二心音亢进，腹部略膨隆，双下肢轻度浮肿。

一诊处方：

黄芪60g	土茯苓40g	蚕沙30g	薏苡仁60g
黑豆30g	巴戟天20g	杜仲15g	丹参30g
三棱15g	莪术15g	山楂20g	神曲15g
鸡内金30g	佩兰15g	大黄15g	玉米须30g

5剂。每日1剂，水煎450mL，早、中、晚3次饭后温服。

2016年2月20日复诊：患者自诉服上剂后食欲明显改善，乏力、恶心、腹胀、便秘诸症悉减，大便1日2次。复查血清肌酐264μmol/L，尿素氮11.5mmol/L，尿酸540mmol/L，查舌质淡略水滑，苔白微腻，前方加桂枝30g、白芍20g、白花蛇舌草15g，大黄改为20g。更服7剂后诸症好转，复查血清肌酐124μmol/L，尿素氮

10.5mmol/L，尿酸471mmol/L，之后调以散剂长期调服，病情稳定。

按语 何老综合四诊特点，辨证本病为关格。治以健脾泄浊、益肾活血为法，选自拟经验方泄浊益肾汤。何老认为，关格之病多由于诸多慢性疾病反复，迁延日久所致。基本病机为脾肾亏虚，气化不利，水聚成湿，湿停日久化浊化毒，最终导致湿浊毒内蕴三焦。本病为本虚标实之证，脾肾先后天之本亏虚为本，浊毒水邪内犯为标。湿聚中焦，阻碍脾胃气机，化谷无力，气血生化乏源，故见纳呆食少，倦怠乏力；水邪横逆胃气，而致浊阴不降，肾阳亏虚，水寒上犯，凌心射肺，可见恶心干呕、胸闷心悸；浊毒内蕴、腑气不通，而见腹胀便秘。何老认为，治疗此类疾病遵循《证治准绳·关格》提出的“治主当缓，治客当急”的原则。这里的主是指本：脾肾阴阳衰惫，治本应长期调理，缓缓补之，分别采取健脾补肾、滋补肝肾，重在健脾而不在补肾。客是指标：湿浊邪毒，应尽快祛除。可采用芳香化浊，辛开苦泄，淡渗利湿，通腑泄浊治法，主要是化浊和泄浊。久病内郁成瘀，故而佐以活血化瘀。

泄浊益肾汤方中以黄芪、土茯苓、蚕沙、薏苡仁为君，以健脾和胃、渗湿利水；黑豆、巴戟天、杜仲共为臣药，以补肾温阳、化气行水，培补后天之本；佐以丹参、三棱、莪术，以养血和血，破血化瘀，行气消积，以达到瘀去水行、通关降逆的目的；佐以山楂、神曲、鸡内金、佩兰，以助君药发挥消食和中、醒脾开胃之功；大黄、玉米须共为使药，引药下行、降逆泄浊、通腑利尿，其中大黄有泄浊毒、破积滞、行瘀血之功效。全方共奏健脾泄浊、益肾活血之功。纵观全方补泻有度，以通为补，配伍精当，验之临床，其效可嘉。

（整理：刘美）

6. 胆胀（慢性胆囊炎）

患者王某，女，26 岁，汉族。2015 年 4 月 20 日就诊。

患者自诉 3 月前开始反复出现进食油腻之物后口苦、咽干、头晕、纳呆不欲食、右侧胁部胀痛、烦躁易怒、腹胀便秘等症，舌质红，苔黄腻，脉弦。查腹部 B 超，提示胆囊炎、胆结石（泥沙样）。

一诊处方：

柴胡 15g　黄芩 15g　半夏 15g　生姜 15g
党参 15g　王不留行 30g　虎杖 30g　木香 15g
砂仁 5g　醋元胡 15g　金钱草 30g　大黄 15g
槟榔 6g　甘草 10g

3 剂。每日 1 剂，水煎 450mL，早、中、晚 3 次饭后温服。

2015 年 4 月 24 日复诊：服上剂后诸症悉数减轻，原方更服5剂后好转，舌质淡红，苔薄黄微腻，脉弦。复查腹部B超提示，胆囊大小恢复正常，未见胆囊水肿，泥沙样结石消失。

按语 患者为青年女性，平素饮食不节，秉性急躁，久则肝胆经气不利、胆石之邪内阻经气，不通则痛，中医辨证为肝胆经气不舒、胆石之邪内阻。治以疏肝利胆，行气止痛法。何老认为，胆囊炎多为肝胆经气不利，阻闭经脉所致。治疗以和解少阳、疏肝利胆、行气散瘀为主。少阳经病证表现为三焦经以及胆经的病证。少阳病证，邪不在表，也不在里，汗、吐、下三法均不适宜，只有采用和解法。方中柴胡气质轻清，苦味最薄，气味较重，能清胸腹蕴热以除烦。《神农本草经》称柴胡推陈致新，黄芩主治诸热，柴、芩合用能解半表半里之邪，配半夏、生姜和胃降逆止呕，能开能降，兼协柴胡透达经中之邪，配党参、甘草益气调中，扶正去邪，以杜内传太阴之路；王不留行、虎杖以通络活血、利湿清热。大黄、槟榔、木香、砂仁、醋元胡相合，以助行气导滞止痛。金钱草以清热利湿、利胆排石。本方虽治在肝胆，又旁顾脾胃，既清解邪热，又培补正气，使三焦疏达，脾胃调和，内外宣通，枢机畅利，则半表半里之邪解，肝胆经气得通，瘀滞之邪得除。

（整理：杨宇玲）

7. 鼻鼽（慢性过敏性鼻炎）

患者糟某，女，32岁。2015年3月26日就诊。

患者自诉近3年反复出现阵发性喷嚏，鼻痒，流清鼻涕。平素鼻痒，阵发性喷嚏反复发作，并伴有清水样鼻涕，每日晨起及遇冷风，或气候变化时症状加重，鼻塞，通气差。平素畏寒怕冷，踡卧多眠，舌质淡，苔薄白，脉弱。检查：鼻黏膜充血，双下鼻甲肿胀。

一诊处方：

麻黄15g　细辛9g　白芷15g　赤芍30g
苍耳子9g　辛夷9g　生地黄30g　地龙15g
乌梅30g　蝉蜕15g　紫草15g　甘草30g
附子先煎9g

3剂。每日1剂，水煎450mL，早、中、晚3次饭后温服。

2015年3月30日二诊：患者诉服上3剂后症状明显减轻，偶有鼻腔发痒，舌质淡红，苔薄白，脉沉细。遂予以上方继服7剂，2周后复诊检查鼻黏膜色泽恢复正常，双下鼻甲形态大小正常。

按语　清代医家钱潢《伤寒溯源集》卷九中言："以麻黄发太阳之汗，以解其在表之寒邪；以附子温少阴之里，以补其命门之真阳；又以细辛之气温味辛，专走少阴者，以助其辛温发散。三者合用，补散兼施，虽发微汗，无损于阳气矣，故为温经散寒之神剂也。"何老结合自己临证经验认为，本证由素体阳虚、复感风寒所致。虚寒型鼻鼽多由于脏腑虚弱，正气不足，腠理疏松，卫表不固，风邪寒邪或异气侵袭所致。阳气亏虚于内，气虚卫表不固，这与麻黄附子细辛汤主治的太少两感证相符，并且鼻鼽患者遇冷时症状明显与太阳经密切相关。太阳主开，统摄营卫，为六经之藩篱，主一身之大表，其功能固护于外，风寒在表，太阳经受寒，必导致肺气失宣等症状。肺位居上焦，为五脏之华盖，肺失宣发，正邪交争，故出现鼻鼽。治疗应以温经解表、祛风通窍为主。以麻黄附子细辛汤化裁。素体阳虚，畏寒怕冷，踡卧多眠，是外受风寒，邪正相争所致；表证脉当浮，今脉象反弱，兼见踡卧多眠，是知阳气已虚。本病属阳气外感，表里俱寒之证。方中麻黄辛温，发汗解表，为君药。附子辛热，温肾助阳，为臣药。二药配合，相辅相成，为助阳解表的常用组合。细辛、辛夷、苍耳子均归肺经，芳香气浓，性善走窜，通彻表里，既能祛风散寒，助麻黄解表，细辛又可鼓动肾中真阳之气，协助附子温里，共为佐药。生地黄、赤芍、紫草以凉血活血，乌梅酸涩收敛，蝉蜕祛风止痒，地龙通络引经，甘草调和诸药。方中麻黄散寒宣肺，附子温肾助阳，细辛协二药辛通上下，合用则具宣上温下，开启鼻窍之功。何老发挥经方之长，结合地域、气候特点，加减应用麻黄附子细辛汤，做到古方新用之妙，屡见奇效。

（整理：刘美）

8. 肠痈（阑尾炎）

患者刘某，女，35岁。2014年7月16日初诊。

患者自诉平时体虚畏寒，曾天热进食西瓜、冷饮后出现全腹隐痛，初未在意，3天后渐移至右下腹刺痛，少腹拘急，入夜加剧，得温则减，遇寒加重，痛处拒按。舌质暗有瘀斑，舌苔薄白，脉弦涩。自购口服“消炎镇痛”类药物后症状缓解不显，遂求诊。

一诊处方：

薏苡仁40g　白芍15g　败酱草30g　荔枝核30g
红藤30g　牡丹皮30g　当归15g　川芎15g
丹参15g　甘草20g　附子[先煎]6g

3剂。每日1剂，水煎450mL，早、中、晚3次饭后温服。

2014年7月20日二诊：服完3剂后诸症悉减。自诉有畏寒肢冷，欲着衣被，舌质暗，舌苔薄白，脉弦。

二诊处方：

薏苡仁40g　败酱草30g　荔枝核30g　桂枝6g
红藤30g　川芎15g　丹参15g　白芍15g
甘草20g　附子[先煎]9g

5剂。每日1剂，水煎300mL，早、晚2次饭后温服。更复5剂后诸症消失，随访1月未发。

按语　患者为中年女性，素为阳虚之体，复感寒邪，聚于肠腑，寒湿瘀血内结日久，腐败积热成脓成毒。中医辨证为寒湿内阻，脓瘀互结，气滞血瘀之证。《金匮要略心典》记载薏苡附子败酱散“薏苡破毒肿，利肠胃，为君；败酱一名苦菜，治暴热火疮，排脓破血，为臣；附子则假其辛热以行郁滞之气尔”。本方所治之疾何老在《金匮要略》“薏米附子败酱散”基础上继承拓展了适应证。方中重用薏苡仁为君，以健脾利湿排脓，健运中土；附子、荔枝核以扶助阳气，兼补肾气，温阳散寒，理气散结止痛，其中何老应用荔枝核取类比象以治疗睾丸、前列腺等疾病，因其入肝、肾经，有行气散结、祛寒止痛之功，而阴器为肝经所循，故为治疗此类病证之特效药；丹参、当归、白芍、牡丹皮共为臣药，以活血化瘀、散结行血，其中牡丹皮并有凉血散瘀解毒之用，白芍兼具柔肝缓急止痛之功；佐以败酱草破瘀排脓；川芎、红藤引药下行、活血通络，败毒散瘀，共行使药之责；其中红藤入大肠、肝经，苦、平，以败毒消痈，活血通络，治疗急慢性阑尾炎、月经不调等疾病，《本草图经》曰：“攻血，治血块。”甘草调和诸药。诸药配合成方，共奏排脓消肿、败毒散瘀之功。何老秉承仲景之法则而弘扬其效用，其方效果旋踵。若痛剧者，可加元胡、蒲黄、五灵脂等以增行气止痛；如抽掣拘挛明显者，可加甘草配芍药以酸甘化阴、缓急止痛；若寒剧四肢不温者，重用附子并加桂枝配甘草以辛甘化阳、通阳止痛；如久病成脓者，可去牡丹皮、当归，加黄芪、连翘以扶正排脓。

（整理：杨宇玲）

9. 心衰病（慢性心功能衰竭）

患者李某，男，汉，78岁。2019年10月12日初诊。

患者以“胸闷、气短、心慌、下肢肿间作5年，加重1周”为主诉。患者述5年前开始活动后出现胸闷、气短、心慌及双下肢水肿，间有胸痛，曾在西医院完善检查确诊“冠心病慢性心力衰竭”，长期口服西药（抗凝、扩管、调脂、营养心肌等）治疗，诸症反复，1周前因旅途劳顿加重。诊见：患者神志清，精神差，面色无华，胸闷，气短，乏力，心慌心悸，畏寒肢冷，颜面四肢浮肿，按之凹陷没指，纳食少，大便无力，小便频数，夜寐欠安，舌体胖，舌质暗有瘀斑，苔薄白水滑，脉诊左部弦涩。

一诊处方：

红参15g　黄芪30g　炒白术12g　当归12g
川芎20g　丹参20g　桂枝20g　茯苓30g
泽泻15g　桑白皮15g　沙棘15g　葶苈子[包]20g
红景天15g　炙甘草12g

5剂。每日1剂，水煎450mL，早、中、晚3次饭后温服。

2019年10月17日二诊：诸症悉减，颜面四肢浮肿尽消，觉腰酸畏寒、小便清长，舌暗，苔薄白，左部脉弦，右尺脉迟。查颜面四肢不肿。何老认为，久病及肾，加之年近八旬，先天肾气亏虚，辨证处方以前方去泽泻、桑白皮，加何老经验方葛三汤（葛根12g，熟地25g，淫羊藿 20g)、黑顺片 5g、干姜 9g 以达心肾同调。

二诊处方：

红参 15g	黄芪 30g	炒白术 12g	当归 12g
川芎 20g	丹参 20g	桂枝 20g	茯苓 30g
葛根 12g	熟地黄 25g	淫羊藿 20g	葶苈子[包]20g
沙棘 15g	红景天 15g	炙甘草 12g	泽兰 10g

5 剂。每日 1 剂，水煎 300mL，早、晚 2 次饭后温服。

更进 5 剂诸症悉减，后期予以散剂善后调理。

按语 本例患者被诊断为虚劳、慢性心功能衰竭。虚劳、慢性心功能衰竭病因为先天禀赋不足，年迈脏腑虚损，久病体虚，脏腑气血营养亏损，日久形成虚劳；其病机为因虚致瘀，本虚标实，虚实夹杂，以气血阴阳亏虚为本，伴有不同程度的血瘀；同时因虚致水，若瘀血长期停滞于体内，会影响水液循环，损伤脏腑水液代谢，成为新的致病因素，导致水病；心气亏虚，心阳不振为慢性心衰之本，血瘀、痰浊、水饮为慢性心衰之标，本虚标实、虚实夹杂是慢性心衰病机的特点。慢性心衰的发生、发展符合虚劳的发生发展特点，具有因瘀而肿，由虚致瘀，由肿而滞，滞而更瘀，进而更虚的恶性循环。方中红参、黄芪、白术以温阳益气健中，顾护心气；桂枝温阳利水、茯苓健脾利水、泽兰活血利水，共奏利水之良效；桑白皮、葶苈子泻肺平喘；当归、川芎、丹参活血化瘀；沙棘止咳化痰、健胃消食、活血散瘀，红景天益气活血、通脉平喘，仙鹤草收敛止血、截疟、止痢、解毒、补虚，沙棘、红景天、仙鹤草三药相伍以健脾益精气、活血散瘀结；甘草一则补气养心，一则调和诸药。综观全方，攻补兼施，收散并用，兼顾病机之各个方面，故能获得良效。若心悸，唇绀，脉虚或结或代，加附子、肉桂；若见喘促，呼多吸少，汗出，脉虚浮而数，宜重用人参、蛤蚧、五味子、山茱萸、牡蛎、龙骨，以防喘脱之变。何老经验加减：心衰偏阳虚者，可加黑顺片、干姜；体虚精疲者，加沙棘、红景天、仙鹤草等；腰膝酸软、尿频萎软者，加杜仲、川断、海马等；夹瘀胸痛如掣者，加瓜蒌、薤白、三棱、莪术等。

（整理：刘美）

10. 腰痛（腰肌劳损）

患者安某，男，58 岁。2016 年 9 月 10 日初诊。

患者自诉多年前开始出现腰部钝痛，久坐久立或劳累后加重，伴腰部困重，舌苔淡，脉沉弱。门诊查腰椎 X 线片及 CT 检查均提示未见明显异常。西医诊断为腰肌劳损。院外门诊行推拿治疗及局部物理治疗后症状反复，遂来就诊。

一诊处方：

熟地黄 60g　山药 30g　山萸肉 30g　茯苓 15g

泽泻 15g	丹皮 15g	土元 10g	丹参 30g
桑寄生 15g	续断 15g	焦杜仲 15g	仙灵脾 15g
川牛膝 10g	当归 15g	三七 10g	海马[先煎]5g

10 剂。每日 1 剂，水煎 450mL，早、中、晚 3 次饭后温服。

口服上剂 10 剂后，患者自诉腰痛症状明显减轻，守方治疗 1 个月痊愈。

按语 腰部劳损泛指腰部筋膜、肌腱、韧带与肌肉等软组织慢性劳损，包括腰肌劳损、腰椎间盘突出、腰椎退行性病变等以腰痛为主要症状的疾病。《诸病源候论·腰背痛诸候》：“劳损于肾，动伤经络，又为风冷所侵，血气击搏，故腰痛也。”腰为肾之外府，久坐、久立、妊娠等均可致络脉瘀阻，不通则痛；十痛九虚而又以肾虚为主。其基本病机为肾虚血瘀。《黄帝内经》云：“年四十，而阴气自半也，起居衰矣”“五八，肾气衰”“六八，阳气衰竭于上”“七八，肝气衰，筋不能动”“今五脏皆衰，筋骨解堕，天癸尽矣。故发鬓白，身体重，行步不正，而无子耳”。无论男女，这是一个自然规律，肾气衰，推动温煦功能减弱，经脉之气循行缓慢，加之老年病多久病，病久则入络，入络则血瘀，综而观之，“肾虚血瘀”是老年病病机一大特点。《医林改错·半身不遂本源》：“人行坐动转，全仗元气。若元气足则有力，元气衰则无力，元气绝则死矣。”元气即肾气。元气既虚，必不能达于血脉，血脉无气推动则血瘀。由此可见，肾虚血瘀是老年人的生理特点，二者互为因果，形成恶性循环，其中肾虚为本，血瘀为标，本虚标实。《丹溪心法·腰痛》：“凡诸痛皆属火，寒凉药不可峻用，必用温散之药。诸痛不可用参，补气则疼愈甚。”

功腰汤在六味地黄汤基础上加海马、土元、杜仲、续断、丹参、仙灵脾、牛膝、当归、三七等组方而成。六味地黄汤是钱乙平补肾阴的经典方，加入仙灵脾温肾壮阳、强壮筋骨；杜仲、桑寄生、续断补肝肾、强筋骨；丹参、三七、土元活血化瘀、通络定痛；当归活血行血；牛膝活血通经，补益肝肾，利尿通淋，兼有引药下行之效；海马为血肉有情之品，能补肾壮阳，益精填髓，使全方补肾之力尤效。全方共奏补肾活血、强壮筋骨之功。功腰汤针对“肾虚血瘀”这一病机特点而设，临床应用颇为得心应手。若腰痛偏于寒湿，加用肾着汤；偏于风寒，加独活10g、细辛6g、防风12g；若畏寒肢冷，小便频数清冷阳虚甚者，可加肉桂6g、附片9g、鹿茸3g；腰膝酸软，失眠多梦，口干，舌红，脉细数，加黄柏12g、知母12g。

（整理：严兴海）

11. 久咳（咳嗽变异性哮喘）

患者祁某，男，39岁。2016年12月10日就诊。

患者自诉于感冒后出现咳嗽，晨起及夜间较明显，咽干痰少，喉痒明显，遇冷空气、烟雾、灰尘刺激后加重，乏力明显，秋冬交界时症状明显，已连续发作两年。肺部检查未见异常，支原体阴性。临床应用多种抗生素、镇咳药治疗疗效不佳。近期因感冒咳嗽再次发作，舌质淡胖，苔白微腻，脉滑。

一诊处方：

金荞麦 30g	老鹳草 30g	麻黄 15g	五味子 15g
细辛 9g	黄芩 15g	龙胆草 9g	当归 12g
生地黄 15g	乌梅 30g	蝉蜕 10g	全蝎 4g
蜈蚣 2 条	僵蚕 10g	地龙 10g	甘草 30g
附片先煎 5g	白毛夏枯草 30g		

3 剂。每日 1 剂，水煎 450mL，早、中、晚 3 次饭后温服。

患者诉服第二剂时咳嗽明显减少，3 剂服完喉痒等症明显改善。后连服此方加减 20 余剂，于 2017 年秋冬交界时随访，症状再未发作。

按语　何老辨证曰：此患者正当不惑之年，处于事业巅峰时期，工作压力较大，生活节奏紧张，感冒后未行调理休养，机体免疫力下降，加之久病，故中医辨证为肺肾气虚，予以久咳方加减治之。久咳一证，临床甚为常见。何老认为，久咳病因主要为阳虚无力祛邪，风痰久宿于肺，气道挛急所致。外感病经治疗后，寒热之邪大部分已除，风邪独恋，患者阳气已伤，无力祛邪；部分患者体质偏颇（特别是过敏体质），新感外邪（风寒、风热）易于引动，干于肺系，肺失宣肃故久咳不止。痰之为物，乃津液凝聚所生；肺失宣肃，津液不布，津凝为痰。风痰相搏，内宿于肺而成本证。痰之为物，可为有形之痰，如咳出之痰；亦可为无形之痰，属痰象、痰征，如舌淡，苔薄白或微腻，舌体胖大有齿痕，脉滑等为痰象。风痰内宿于肺，肺气上逆，故见咳嗽、咳痰；风胜则痒，风邪偏胜，故见咽痒、咳嗽阵作。

久咳方中麻黄、附子、细辛三味为君，麻黄附子细辛汤出自《伤寒论》少阴病篇，主治少阴病兼表证，其功效为温经发表，表里双解。《张氏医通·喑》载："若暴哑声不出，咽痛异常，卒然而起，或欲咳而不能咳；或无痰；或清痰上溢，脉多弦紧；或数疾无伦。此大寒犯肾也，麻黄附子细辛汤温之，并以蜜制附子噙之，慎不可轻用寒凉之剂。"何老从中悟出"温经发表，表里双解"为主的治疗大法。其中麻黄为肺经本药，宣肺止咳，散太阳在表之邪；附片入肾经，益肾温阳，扶正祛邪；麻、附相合，温肺止咳，助阳发表。细辛辛温雄烈，温肺化饮，发散风寒；与麻黄相伍，加强温经解表，散寒通窍之功；与附片相配，有温通少阴，助阳散寒温里之效。三药相须为用，内温少阴之阳，外发太阳之表，助正而祛邪，于温经中解表，于解表中温阳，使肺肾互根，子充母气，故而可愈阳虚风咳。蝉蜕、全蝎、僵蚕、地龙、蜈蚣搜风通络、解痉止咳，白毛夏枯草降气止咳，共为臣药；金荞麦、老鹳草清肺化痰，乌梅、五味子敛肺止咳，共为佐药。大量乌梅、五味子配合麻黄、附子、细辛及“五虫”可防君臣过于辛散之弊。黄芩、龙胆草、当归、生地黄取国医大师裘沛然治顽咳经验方；甘草一则调和诸药，二能缓麻、桂及诸多虫类药物燥烈之性，三则解细辛、附子之毒，为使药。全方升降相因、散收有度，验之临床，疗效确切。若鼻流清涕量多，加苍耳子、辛夷花、白芷等温肺开窍；若咽、腭、气道瘙痒不适，加鹅不食草祛风解表；有泡沫痰，加白芥子、葶苈子以化痰蠲饮；若大便溏，加炒白术健脾；病久体弱者，可加党参；若怕冷较著，病程较长者，加补骨脂、胡桃肉、淫羊藿、肉苁蓉等补肾之品，以温补肾气而助肺气宣发；若病久药效下降，可加山药、益智仁；痰少而黏间有少许黄痰，加黄芩、桑白皮、金荞麦、老鹳草等以清肺化痰。

（整理：严兴海）

12. 粉刺（痤疮）

患者马某，男，22 岁。2016 年 4 月 21 日就诊。

患者额头、两颊及鼻周出现黑头粉刺及灰白色的小丘疹 3 年余，此起彼伏，缠绵不愈。粉刺周围色红，手挤压后有小米或米粒样白色脂栓排出，局部色素沉着，皮肤油腻，凹凸不平。多方求治，时轻时重，饮酒及进食辛辣刺激性食物后加重，大便干，两日一行，舌苔黄，有口臭，脉滑数。

一诊处方：

金银花 30g	连翘 30g	土茯苓 30g	七叶一枝花 15g
丹皮 15g	赤芍 15g	玄参 15g	水牛角先煎30g
薏苡仁 60g	茵陈 15g	黄连 15g	黄芩 15g
黄柏 15g	白芍 15g	当归 15g	葛根 15g
大黄 15g	火麻仁 15g	桃仁 10g	

5 剂。每日 1 剂，水煎 450mL，早、中、晚 3 次饭后温服。并嘱其戒烟酒，忌辛辣饮食，早晚以清水洗面。

2016 年 4 月 27 日复诊：自诉服上药 3 剂后皮疹显著减少，皮肤油腻改善，大便通畅，每日一行。续服 7 剂而愈，唯皮肤色素及瘢痕尚需调理，患者以工作忙且汤药太苦，不愿继续服用，遂改用防风通圣散巩固疗效。

按语　痤疮一证多见于青春期男女。《医宗金鉴·外科心法要诀·肺风粉刺》云："此证由肺经血热而成，每发于面鼻，起碎疙瘩，形如黍屑，色赤肿痛，破出白粉汁，日久皆成白屑，形如黍米白屑，宜内服枇杷清肺饮，外敷颠倒散。"指出本证治疗以清法为主。本案例患者素体阳热偏盛，加之青春期生机旺盛，营血日渐偏热，血热外壅，气血郁滞，蕴阻肌肤为主要病机。加之过食辛辣肥甘之品，肺胃积热，循经上熏，血随热行，上壅于胸面。而肺胃积热，久蕴不解，化湿生痰，痰瘀互结以致病程缠绵，往往此起彼伏。何老指出，本证病理要素不离热、毒、痰、瘀，且其热毒乃由内而外所发，宜用痤疮方。方中金银花清营分热，水牛角清血分热，黄连清肺胃火，三药相须为用，清营血肺胃之热毒而共为君药。连翘、七叶一枝花、土茯苓助金银花清营解毒；丹皮、赤芍、桃仁、玄参配水牛角凉血散瘀；黄芩、黄柏与黄连相伍泻火解毒，共为臣药。肺胃积热，久蕴不解，化湿生痰，痰瘀互结，故佐以薏苡仁、茵陈健脾化湿，白芍、当归养营活血均为佐药。以其有疹，为火毒郁结肌肤，内清其火，同时宜升阳透发，故予葛根一则升阳透疹，一则引诸药达于病所；火麻仁、大黄通便泄热，为佐使药。诸药合用共奏清营凉血、泻火解毒、健脾化湿之效。内热除、火毒解、痰瘀化则其疹自愈。痤疮大如豆粒者，加猫爪草、夏枯草以清热解毒散结；大便秘结者，加火麻仁、大黄；瘙痒甚者，宜加白鲜皮、紫草；口干欲饮者，加石膏、知母。

（整理：严兴海）

13. 脏躁（干燥综合征）

李某，女，60岁，退休。2014年2月28日就诊。

患者身热、怕热、口干、口渴半年余，每日饮水2000～3000mL仍感口干、口渴、口黏、舌干不爽，心急心烦。曾在外院就诊给予中药及西药治疗，效果不佳，口干引起患者一定恐惧感。饮食可，睡眠一般，大便正常，小便量多，舌质暗，苔白浊厚，脉为溢脉。既往有高血压病病史，口服药物（具体不详）控制血压，血压可控制在 140 ~ 150/80 ~ 90mmHg。曾在外院行鼻镜检查后诊断为过敏性鼻炎，给予鼻炎康片口服。

一诊处方：

葛根 30g	巴戟肉 15g	仙茅 5g	淫羊藿 10g
补骨脂 15g	骨碎补 15g	何首乌 15g	灵芝 30g
紫河车 20g	乌梅 30g	桂枝 30g	五味子 30g
当归 30g	赤芍 30g	川芎 30g	丹参 30g
蝉蜕 15g	僵蚕 15g	全蝎 10g	蜈蚣 3 条
路路通 30g	穿山甲 15g	黄芩 15g	王不留行 30g
黄连 15g	知母 20g	石斛 50g	鹿茸 2g
生甘草 30g	寒水石先煎 100g		

3 剂。每日 1 剂，水煎 450mL，早、中、晚 3 次饭后温服。

按语 何老认为，此病证考虑为更年期干燥综合征。患者口干至唾液干涸，更年期干燥综合征与卵巢功能及唾液腺分泌有关，自身免疫性疾病与内分泌系统有关。仔细询问病史，患者冬天穿衣单薄，怕热尤甚，颈部无汗出，口干引起一定恐惧感，大便正常，小便量多，夜间口干尤甚，患者痛苦至泪下。曾自行服用蒲公英、桂圆茶饮，但仍口干尤甚，整日饮水不断。

何老指出，本病口干之症为之标，津液不能蒸腾气化为关键病机所在。如按常规辨证施治，则认为患者肺肾阴虚，治疗常以麦冬、沙参、石斛、玉竹养阴之类大补津液，此类药物乃对症用药，用过不效。我们辨治此病要寻求病机，另辟蹊径，通过借鉴别人治疗擅用的药物拿来学用，前车之鉴后事之师也。

此病证仍为葛九汤证。患者虽年已 60 岁，但此类证候仍处于更年期阶段，临证运用葛九汤证，犹如小柴胡汤证，但见一症便是。患者身热怕热，身热之症加患者年龄段即为葛九汤证，另外五黄（黄芩、黄连、黄柏、栀子、知母）也要用，热盛伤津，津液不能蒸腾气化，葛九汤加上五黄为主治疗可而达阴阳平衡，临证诊病要察色诊脉，灵活加减，以平为期。患者患有过敏性鼻炎，虽然无鼻塞、流涕等症状，但不排除过敏性干燥性鼻炎，应加乌梅、蝉蜕、僵蚕、蜈蚣通络；再配王不留行、路路通、穿山甲等药开腺体通津液。方中当归、赤芍、川芎、丹参等活血行气，血能载气，血行则气行，津能载气，气行以行津液。大剂量五味子、知母、寒水石大补津液，滋阴降火，增液行舟，其中五味子亦能酸敛津液。甘草味甘，甘能健脾生津，为何老辨治脏躁之特异性用药。桂枝性温通十二经，以助葛九汤中仙茅、淫羊藿之品温阳生津之功，共推津液布运，以解口干口渴，标本兼治，切中病机。

此类疾病常规辨治以滋阴养血为法，但本病病机不同，故而治法亦不同。何老曾治乌鲁木齐市一农场干部，为干燥综合征，以活血通络、开腺体为法，不久便愈。何老认为，此类病证非灼口综合征，因其无口腔糜烂、灼烧感等症。方中紫河车20g、石斛50g，不仅用其补阴润燥，还用其平衡阴阳。补骨脂、骨碎补取用于平衡阴阳。鹿茸2g，其用意为阳生阴长，阳助阴则生化无穷，阳加于阴为汗，人体腺体是受激素支配的，男性服用鹿茸可增加雄激素，女性服用鹿茸增加雌激素，鹿茸剂量依据患者耐受度及证候变化灵活调整。

（整理：王冠峰）

14. 眩晕（更年期综合征）

吴某，女，46 岁，职工，汉族。2014 年 2 月 13 日就诊。

患者不明原因间断性头晕 4 月余。头晕发作时如坐舟车，站立不稳，视物模糊，发作频繁，每 1～2 天发作 1 次，无明显天旋地转、闭目难睁感，无黑蒙、晕厥史，患者颈部及腰部酸困隐痛，曾出现双手麻木，左肩部隐痛明显，颈部韧带左侧及右侧肌张力高。查头颅 CT 提示，未见明显异常。颈椎 X 线片提示，颈椎轻度骨质增生。门诊诊断为颈肩综合征。面色萎黄，舌质淡，苔薄白，脉为聚脉。

一诊处方：

葛根 30g	仙茅 15g	淫羊藿 15g	巴戟肉 15g
补骨脂 15g	骨碎补 15g	何首乌 15g	灵芝 30g

紫河车 20g　当归 30g　白芍 30g　川芎 30g
天麻 20g　钩藤 30g　刺五加 30g　菟丝子 30g
甘草 30g　知母 10g　鹿茸[先煎]2g
石决明[先煎]30g

3 剂。每日 1 剂，水煎 450mL，早、中、晚 3 次饭后温服。

2014 年 2 月 17 日二诊：患者自诉头晕症状减轻，发作次数较前减少，肩部隐痛无明显改善，舌质淡，苔薄白，脉为紧脉。

二诊处方：

葛根 30g　仙茅 15g　淫羊藿 15g　巴戟肉 15g
补骨脂 15g　骨碎补 15g　何首乌 15g　灵芝 30g
紫河车 20g　当归 30g　白芍 30g　川芎 30g
天麻 20g　钩藤 30g　刺五加 30g　菟丝子 30g
甘草 30g　知母 10g　僵蚕 15g　蜈蚣 3 条
全蝎 15g　鹿茸[先煎]2g　石决明[先煎]30g

7 剂。每日 1 剂，水煎 450mL，早、中、晚 3 次饭后温服。

按语　何老认为，女性以雌激素为本，机体雌激素充盛，女性机体功能方能调节有恒。女性自 35 岁以后就进入更年期阶段，雌性激素水平开始逐渐下降，肾虚逐渐显现。何老认为，肾虚之病机伴人一生，临床辨证为肾精亏虚、肾气亏虚等，治疗宜以“葛九汤”（葛根、仙茅、淫羊藿、巴戟肉、补骨脂、骨碎补、何首乌、灵芝、紫河车）为主方，加菟丝子温阳；鹿茸填补精血，以充脑元。共奏填补肾精、补肾阴阳之功。如患者出现乏力、困倦等症，则给予灵芝、刺五加、紫河车等药物。现代药理研究表明，灵芝、紫河车可补充雌激素，刺五加、菟丝子、鹿茸补肾，以补气血之亏虚，女性机体功能与雌激素水平相关。此类病证患者多数血压偏低，颈椎易劳损硬化。此证辨证多为阴阳两虚，阴虚必有热，故用知母清虚热。当归、川芎、白芍取养血清脑之意，用以改善脑微循环。眩晕病机特点为风动，风性主动，无风不作眩，故用天麻、钩藤、石决明平肝息风潜阳。葛根、白芍解颈强诸症。甘草调和诸药。

二诊，患者头晕症状减轻，但仍有肩臂疼痛，患者既往肢体麻木，考虑为经络不通，不通则痛，不荣则筋脉失养，麻木不仁，故二诊中加僵蚕、蜈蚣、全蝎等搜风通络、解痉止痛之药，虫类药最善力达病所，钻经络，通痹窍，与前药相伍各有所攻，标本兼治，故奏良效。

（整理：王冠峰）

15. 气逆咳嗽（慢性胃炎）

张某，女，67 岁。2014 年 3 月 11 日初诊。

患者自诉每到夜间 1：00～3：00 腹胀满不适，肠鸣音活跃，不矢气，凌晨 3 点以后症状自行消失，四肢酸楚，口中泛酸，时有反流食物，咳嗽，无痰，无气喘气短，饮食一般，睡眠差，舌质淡，苔白腻，呈花斑状（积食舌），脉为溢脉。偶有胸痛阵作，每次持续3～5秒，门诊就诊怀疑冠心病可能，查冠状动脉造影结果提示，冠脉狭窄，最重约为50%。既往有高血压病、慢性胃炎病史。

一诊处方：

葛根30g　仙茅15g　淫羊藿15g　巴戟肉15g
首乌15g　补骨脂15g　骨碎补15g　菟丝子15g
肉苁蓉15g　紫河车20g　桂枝30g　莱菔子30g
牵牛子20g　三棱30g　莪术30g　黄芩15g
黄连15g　知母15g　天麻20g　钩藤30g
甘草30g　鹿茸先煎5g　石决明先煎30g

3剂。每日1剂，水煎450mL，早、中、晚3次饭后温服。

按语　何老认为，此病证为气逆咳嗽。此类咳嗽不同于肺部疾患引起的咳嗽，其特点为反流性咳嗽，乃因胃气上逆气机不畅引起的反流性咳嗽。该患者腹胀以凌晨1：00～3：00明显，因夜半人体阳气虚，不能供养机体之需，故以夜间加重为著，“旦发、昼安、夕加、夜甚”即为此意。本病咳嗽特点为腹部胀满不适时反流性咳嗽，无痰，且平素无咳嗽，是故其病机为脾阳虚。脾虚不能温化布运津液，胃行津液失司，胃气携津液上冲喉部而发为咳嗽，是为气逆咳嗽也。脾为后天之本，肾为先天之本，先天养后天，后天补养先天，故以补肾阳温脾阳，降气清火消积为法。方中“葛九汤”之葛根、仙茅、淫羊藿、巴戟肉、何首乌、补骨脂、骨碎补、菟丝子、肉苁蓉、紫河车取“阴中求阳、阳中求阴”之意，滋补肾之阴阳，温脾阳；鹿茸为血肉之品，擅补精血，又大补肾阳，且入体可转化为雌性激素；何老借鉴“上冲者，桂枝汤主之”之意，加用桂枝以通十二经，降胃气；莱菔子、牵牛子、三棱、莪术等药降气消导、活血消积食，荡涤肠胃，促进胃肠道蠕动，通畅气机（临床上何老对年轻患者常用厚朴、砂仁之类，年长患者常用三棱、莪术之品破气消积）；胃肠功能要靠脾之阳气温煦推动，脾阳之本在肾阳，鹿茸有助阳之功；何老认为，有积就有热，长期胃气不降，食积气滞中焦，势必积而生热，故用黄芩、黄连、知母清热利湿以助降气；患者咳逆为阵发性发作，每因反流异物刺激而咳，变换不定，动即为风，故用“天三”（天麻、钩藤、石决明）息风止痉以治咳逆；甘草甘润缓急、健脾和中。全方共奏补肾阳温脾阳、降气清火消积之功，切中病机，标本兼治，每获良效。

何老认为，临证辨治要把多种病综合起来或者分解辨治，为医要有医者独到的诊治思路。如患者有胸痛阵作，每次持续3～5秒钟，胸闷如有重物压迫感，后枕部发作性头痛，测血压160/100mmHg，胸痛每次发作数秒钟，为自主神经型痛引起头痛，嘱患者缓解压力，饮食多清淡饮食；患者冠脉造影提示冠脉约 50% 狭窄，提示不同程度的动脉硬化，宜适当锻炼；胃胀是整个消化系统气机不畅，为消化道受体功能下降，激素水平下降不能濡养胃体而成。

何老常强调，鼓励患者加强治疗疾病的勇气和信心，甚至运用善意的批评，以缓解患者心理压力，病自愈三分，乃临证技巧也。

（整理：王冠峰）

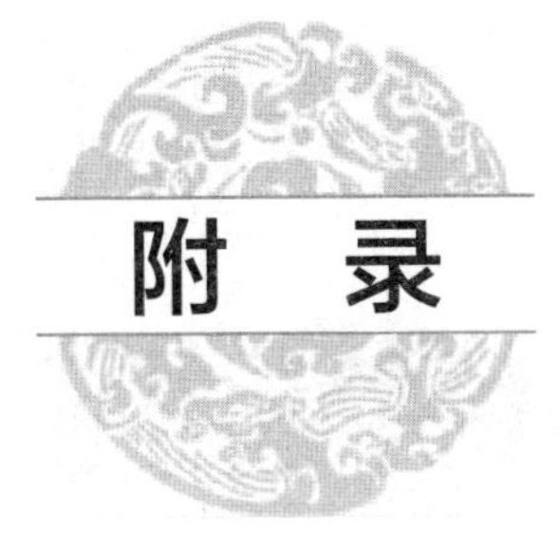

附　录

神经－内分泌－免疫网络简述

神经－内分泌－免疫调节系统是由神经系统、内分泌系统和免疫系统三个部分组成，它们之间通过一系列复杂的信号传递和反馈机制密切相互作用，共同控制和调节人体内各个系统的功能。例如，在细胞和分子水平上，内分泌系统通过分泌激素来调节器官功能和各种生理过程；在神经水平上，神经系统通过神经元传递电信号，在不同的器官和细胞之间传递信息；在免疫水平上，免疫系统起着身体防御和维持稳态的重要作用。

神经－内分泌－免疫调节系统，是联系从整体到器官、细胞到分子之间，各个水平层的神经系统、内分泌系统和免疫系统的结构和功能的一个巨大的网络。近年来，对神经内分泌系统和免疫系统之间相互作用、相互依赖的复杂关系的研究已经成为一门独立的边缘学科，即神经免疫内分泌学。

虽然常听人说，中医学是经验科学，西医学是实验科学，但二者本质上都是以人体为基础，以恢复人体正常生理状态为目的的学科。西医学认为，神经－内分泌－免疫网络调节系统的失调，内环境稳态的混乱是疾病产生的根本原因。中医学认为，阴阳失调，机体平衡失常是疾病产生的根本原因，其实两者是相同相通的。

大量实验研究证实，神经系统通过其广泛的外周神经突触及其分泌的神经递质和众多的内分泌激素，甚至还有神经细胞分泌的细胞因子，来共同调控着免疫系统的功能。而免疫系统通过免疫细胞产生的多种细胞因子和激素样物质反馈作用于神经内分泌系统。两个系统的细胞表面都证实有相关受体接受对方传来的各种信息，这种双向的复杂作用使两个系统内或系统之间得以相互交通和调节，构成神经-内分泌-免疫调节网络，共同维持着机体的稳态。神经免疫内分泌学认为，人体是一个统一的整体，虽然机体的各个系统都有他们独特的生理功能，但是他们都受神经-内分泌-免疫网络的支配。就人体免疫系统而言，不同的器官、细胞、激素分子之间相互作用；就整体而言，机体又受到神经-内分泌-免疫系统的调控。200年前的希腊医生盖伦曾观察到，心情抑郁的女性比乐观的女性容易患乳腺癌，提示神经精神因素（如喜、怒、哀、乐及应激状态等）会影响机体的免疫力，引起疾病的发生、加重或缓解。人类的疾病研究结果已为我们提供了许多神经精神因素影响免疫力的有力证据，而基础实验（包括动物实验）在研究精神、神经、内分泌及免疫功能之间的复杂联系与相互影响方面也已获得了很多突破性进展。研究表明，神经内分泌系统与免疫系统之间存在双向信息传递机制，即免疫系统不仅受神经内分泌系统的调节，还可以调节神经内分泌系统的某些功能。这种相互作用的功能联系是通过神经、内分泌和免疫三大调节系统共享的化学信息分子和受体来实现的。也就是说，免疫系统不仅具有多种神经内分泌激素的受体，还能合成各种神经递质和内分泌激素，并对其发生反应。细胞的免疫系统产生的因子可以影响中枢神经系统，中枢神经系统又能合成细胞因子及其受体，并做出反应。

免疫、内分泌和神经细胞表面存在细胞因子、激素、神经递质和神经肽类物质，这类受体的存在构成了神经－内分泌－免疫网络的物质基础。

一、免疫细胞表面激素、神经递质和神经肽的受体

目前已经肯定免疫细胞可以结合许多种不同的激素神经递质及神经肽，也就是说免疫细胞上有一个相应的受体。大多数神经递质和激素的受体在免疫细胞上都能找到，而且几乎所有的免疫细胞都存在不同的神经递质及内分泌激素的受体。目前已证实，在淋巴细胞及辅助细胞上存在类固醇、胰岛素、催乳素（PRL）、生长激素、雌二醇、睾酮、儿茶酚胺、乙酰胆碱、内啡肽、脑啡肽、神经肽、生长抑素、血管活性肠肽（VIP）、组胺和5－羟色胺的相应受体；可能还有胰高血糖素、甲状腺素、促甲状腺激素（TSH）、促卵泡生成激素（FSH）、黄体生成素（LH）和降钙素基因相关肽等受体。

这些多巴胺受体在免疫细胞中的表达具有以下特点：

①这些神经递质激素和其他受体在不同类型免疫细胞中的表达并不完全相同。如B细胞上β肾上腺素能受体的表达多于T细胞，这表明由激素、神经递质及神经肽介导的信号调节系统对免疫细胞的作用是选择性的，从而对不同的免疫细胞产生不同的影响。②特异性神经内分泌介质受体的活性和表达在免疫细胞活化过程中发生变化。例如，静止淋巴细胞不表达胰岛素受体，但经过丝裂原或同种异体抗原刺激活化后，则可以表达。也就是说，主要是由那些已被抗原等活化的免疫细胞才接受这些激素或神经递质介导的信号而发生反应。③对特定培养基而言，其作用的大小可能与免疫细胞上表达的受体数目不成正相关。

二、内分泌组织中细胞因子受体

无论是正常的内分泌组织还是起源于内分泌组织的肿瘤细胞上均存在细胞因子的受体。例如，在鼠垂体（主要是腺垂体）确认有IL－1α、IL－1β的受体或相应的信使RNA存在，同时还发现了IL－2和IL－6的受体或结合位点。此外，IL－1受体及其mRNA在甲状腺细胞、胰岛、睾丸和卵母细胞中也有表达。

三、神经系统中细胞因子受体

一些学者利用放射自显影、免疫放射自显影、组织化学、原位杂交等技术证实，无论在基础状态下还是诱导后，脑组织中存在下列细胞因子的受体或相应的 mRNA，它们包括 ILα－1、IL－1β、IL－2、IL－4、IL－6、TNF－α、IFN－γ、单核细胞集落刺激因子（M－CSF）、干细胞因子（SCF）。如 Farrar 等在 1987 年利用放射自显影技术证明，小鼠大脑皮质、丘脑和海马回有能与标记 IL－1 发生高亲和性结合的受体，Aranjo 也发现在大鼠海马回细胞切片及该区匀浆中有高密度的 IL－2 受体。

在不同的学科里，神经－内分泌－免疫网络和阴阳被冠以不同的名称，在西医学中，神经－内分泌－免疫网络有其固定的物质基础，而神经－内分泌－免疫网络的功能与中医学中阴阳的功能是相通相同的，故而我们认为，中医学中人体生理病理状态下阴阳的物质基础，即神经－内分泌－免疫调节网络。

（整理：陈梓彬）

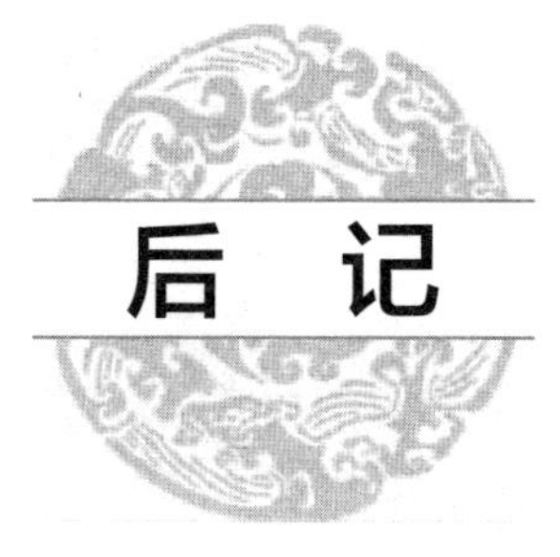

后 记

千年追寻千年梦

《黄帝内经》里有两句话，一句是“且夫阴阳者，有名而无形”；另一句是“视其外应，以知其内脏”。这两句话引发了中医界上千年对人体生理病理状态下阴阳之象本质的探讨追寻。第一句话说明当时历史条件、科技水平不足以发现有形之“阴阳”；第二句话是说，既有外应，必有诸内。张景岳提出了“病发阴，病发阳”之论，认为发病亦分阴阳，在诊断治疗中再分阴阳，即以六经分阴阳，三阳经为阳，阳又分初阳即太阳，盛阳即阳明，枢机之次阳即少阳，进可以入盛阳，退可以出太阳。三阴经为阴，初阴为太阴，盛阴为少阴，枢机之次阴为厥阴，阴盛可入少阴，阳胜可转阳明出太阳。《伤寒论》以六经分阴阳，专治阴阳进退，执简驭繁。

《难经》中又提出了“命门”的概念，“其左者为肾，右者为命门”，后世更进一步提出命门主火司肾阳，这也是进一步探寻阴阳。再后来，巢元方、孙思邈、钱乙等对肾在人体生命活动中的生理、病理认识越发深入。张景岳更是佼佼者，他的“左归饮”“右归饮”更是后学医家所公认的补肾名方、效方，善用补肾药熟地黄，医界更尊称其为“张熟地”，传古至今，名扬海内外。至明代赵献可，将肾与命门提到了人体生命活动的最高位置，认为人体生命活动的根本是命门的水火，即真阴真阳，实则是肾阴肾阳。这一认识水平已接近揭开真阴真阳的真相。

中华人民共和国成立后，在党和政府的中医药政策指引下，中医科学研究日新月异。沈自尹院士穷其毕生之精力，历50年之艰辛，使中医肾本质的研究达到了国际公认的水平，圆满完成了对中医肾实质的定性、定量、定位，取得一系列科研成果。全国各地的多位中医临床科研人员也从不同的角度印证了沈院士的科研成果，如卢允良所著《全息补肾话中医》、张东所著《神机元气：先秦中医之道》等。本人50年来习用“葛九汤”“葛三汤”，用药亦从“穷必及肾”中受到启发，取得了更加显著的临床疗效，并逐渐发展为“病必及肾”。

“乘风破浪会有时，直挂云帆济沧海”。2017年，《中华人民共和国中医药法》的颁布和实施为中医药发展带来了前所未有的机遇。2016年国务院印发《中医药发展战略规划纲要（2016—2030年）》，从国家法律及政策层面上大力支持中医药的发展，着力推进中医药守正创新，深化中医基础理论的研究，因此，对于中医理论中人体生理病理状态下阴阳表现物质基础的探索具有非常重要的理论意义及实践价值。本人关于中医人体生理病理状态下阴阳表现物质基础的观点，能够从新的角度找到中西医结合的结合点，人体生理病理状态下阴阳抽象概念的形象化、具体化，使我们更容易通过形象思维去理解、掌握中医理论中抽象概念所具有的深刻内涵，对许多玄而又玄的理论产生拨云见日、如醉之醒、豁然开朗的感觉，对于贯穿中医理法方药体系的阴阳理论有全新的理解，并能以此为切入点将其用于中医理论及临床实践当中。

习近平总书记指出："中医药学凝聚着深邃的哲学智慧和中华民族几千年的健康养生理念及其实践经验，是中国古代科学的瑰宝，也是打开中华文明宝库的钥匙。"中医基础理论的传承创新及其与现代生物医学科学研究的结合将会使这把"钥匙"熠熠生辉！

（整理：何复东）

参考文献

[1] 张田生. 临床神经内科疾病理论与实践 [M]. 天津：天津科学技术出版社，2014.

[2] 刘崇余. 脏腑阴阳等现代研究与中医药调治 [M]. 北京：中国医药科技出版社，2000.

[3] 洪晓军. 神经内科学：高级医师进阶 [M]. 北京：中国协和医科大学出版社，2016.

[4] 樊新生. 实用内科学 [M]. 北京：科学出版社，2015.

[5] 倪祥惠. “阴阳交感”刍议 [J]. 医学与哲学，2015，(7)：79－80.

[6] 陆远强，鲍德国. 亚健康状态 [J]. 全科医学临床与教育，2006，4 (5)：365－367.

[7] 黄丽玲，谢先明，李烈炎，等. 疲劳型亚健康人群的心率变异性结果分析 [J]. 中国临床保健杂志，2015，18 (1)：96－97.

[8] 董开全. 用中医药调理亚健康 [J]. 光明中医，2005，20 (5)：22－22.

[9] 张志雄，王德山. 生理学 [M]. 上海：上海科

学技术出版社，2011.

[10] 周冬根，胡丽华. 生理学 [M]. 北京：人民卫生出版社，2014.

[11] 孙广仁，郑洪新. 中医基础理论 [M]. 北京：中国中医药出版社，2011.

[12] Basedovsky Ho, Sorkin E. Network of immune - neuroen - docrine interations. Chin Exp Immunol, 1977, 27 (1): 1 - 12.

[13] 陈松涛，姚风秀，夏宗勤. 中医虚证理论的初步探讨——阴虚、阳虚时细胞免疫功能变化 [J]，中西医结合杂志，1982，3 (3)：35 - 38.

[14] 杨永杰，龚树全. 黄帝内经 [M]. 北京：线装书局，2009.

[15] 吴敦序. 中医基础理论 [M]. 上海：上海科学技术出版社，1994.

[16] 杨永杰，龚树全. 黄帝内经 [M]. 北京：线装书局，2009.

[17] 吴江，贾建平. 神经病学 [M]. 北京：人民卫生出版社. 2016.

[18] 陆远强，鲍德国. 亚健康状态 [J]. 全科医学临床与教育，2006，4 (5)：365 - 367.

[19] 王玢，迟华基，袁方曜. 神经内分泌免疫与疾病 [J]. 山东教育学院学报，2006，3：134.

[20] 滕卫平. 神经－内分泌－免疫网络：内科疾病研究的一个新领域 [J]. 中华内科，2001，40 (2)：74－75.

[21] 孙葳，陆大祥. 神经－内分泌－免疫调节网络与疾病 [J]. 中国病理生理，2000，16 (8)：761－763.

[22] 吴莉，邹容. 急性有机磷中毒洗胃的护理及进展 [J]. 医学信息，2011，24 (10).

[23] 陈德昌，景炳文，杨兴易. 大黄对危重症患者胃肠道的保护作用 [J]. 中国危重病急救学，2000，12 (2).

[24] 骆和生，罗鼎辉. 免疫中药学 [M]. 中药免疫药理与临床. 北京：北京医科大学中国协和医科大学联合出版社，1999.

[25] 谢鸣，周然. 方剂学 [M]. 北京：人民卫生出版社，2012.

[26] 沈丕安. 现代中医免疫病学 [M]. 北京：人民卫生出版社. 2003.

[27] 贺新怀，席孝贤. 中医药免疫学 [M]. 北京：人民军医出版社，2002.

[28] 司兆华，王进. 中医阴阳学说与神经内分泌免疫网络关系初探 [J]. 山西临床医药，1996，5 (2)：129.

[29] 陈晓萍，徐远扬. 神经、内分泌、免疫网络的通用生物学语言 [J]. 自然杂志2002，24 (4)：194.

[30] 蔡定芳，沈自尹. 中西医结合神经内分泌免疫

网络研究的思考［J］. 中国中西医结合杂志，1997，17（7）：442.

［31］苏晶. 论《黄帝内经》五脏调控系统观［J］. 中国中医基础医学杂志，1995，1（4）：19.

［32］刘文俊，李荣兴. 中医五脏实质是人体生命本质［J］. 中国中医基础医学杂志，1995，1（30）：16.

［33］施建蓉. 生理学［M］. 北京：中国中医药出版社，2016.

［34］范少光，丁桂凤. 神经内分泌和免疫系统之间的相互调节作用［J］. 生物学通报，2000，35（3）：1.

［35］邢宇彤，王宪. 免疫系统也合成和释放神经内分泌多肽［J］. 生理科学进展，1996，26（3）：261.

［36］赵益业，邹旭，吴焕林，等. 从神经内分泌免疫网络理论试论中医学五脏相关理论［J］. 广州中医药大学学报，2006，23（5）：433－436.

［37］Sarria B，Naline E，Zhang Y，et al . Muscarinic M2 receptors in acetylcholine isoproterenol functional antagonism in human isolated bronchus . Am J Physiol Lung Cell Mol Physiol，2002，283（5）：1125－1132.

［38］Mathew J，Aronow W S，Chandy D. Therapeutic options for severe asthma. Arch Med Sci，2012，8(4)：589－597.

［39］Cazzola M，Molimard M. The scientific rationale for combining long－acting β2－agonists and muscarinic antagonists in COPD. Pulm Pharmac ol The r, 2010, 23 (4): 257 - 267.

[40] Chakravarthy B R, Richard E K. Is combination therapy with in haled anticholinergics and β2 - adrenoceptor agonists justified for chronic obstructive pulmonary disease? Drugs Aging, 2007, 24 (8): 615 - 628.

[41] Donald P T. Future of fixed - dose long acting β2 - agonist and antimuscarinic combination therapy in COPD. The Lancet Resp Med, 2013, 1 (1): 6 - 7.

[42] Kumar H, Kawai T, Akira S. Pathogen recognition by the innate immune system. Int Rev Immunol, 2011, 30: 16 - 34.

[43] 林立，李昌崇. 气道上皮细胞对细菌病原的天然免疫应答 [J]. 国际呼吸杂志. 2012, 32 (10): 779 - 783.

[44] 刘瑜，项红，战丽彬. 藏象本质与神经内分泌免疫网络指标相关性研究 [J]. Chinese Journal of Information on TCM. 2014, 21 (7): 18 - 21.

[45] Casale TB, NelSOn HS, Stricker WE, et a1. Suppression of hypothalamic - pituitary - adrenal axis activity with inhaled flu. nisolide and fluticasone propionate in adult asthma patients. Ann A1lergy Asthma Immunol 2001: 87 (5): 379 - 385.

[46] 董竞成，石志芸，沈自尹，等. 黄芪对哮喘大

鼠神经内分泌免疫网络相关指标的影响［J］. 中国中西医结合杂志2007，27（7）：619－622.

［47］杨永枝，李鹏鸟. 阴阳周天灸对阳虚体质的影响［J］. 光明中医，2019，34（7）：1067－1069.

［48］李镜池. 周易探源［M］. 北京：中华书局，1982：310.

［49］叶新苗，唐云. 中医阴阳学说源流研究［J］. 浙江中医学院学报，1999，23（23）9－10.

［50］吴敦序，刘燕池，李德新. 中医基础理论［M］. 上海：上海科学技术出版社，1994，56－60.

［51］沈自尹. “肾的研究”通过“与时俱进”而不断进取［J］. 中国中西医结合志，2015，35（8）.

［52］卢允良. 全息补肾话中医［M］. 北京：中国中医药出版社，2017，10－50.

［53］张东.《元气神机：先秦中医之道》［M］. 北京：世界图书出版社，2016，20－45.

［54］何复东，何茁，严兴海，等. 破解阴阳——中医生理病理状态下阴阳表现物质基础的探讨［J］. 中医临床研究，2019，11（7）：43.

［55］辛郁，杨惠颍. 黄豆苷元片对妇女更年期综合征及骨密度的影响［J］. 中国骨质疏松杂志，2006，12（2）：149－151.

［56］周芳，妖萌，吴倩，等. 仙茅的化学成分及药理

活性研究进展［J］．中草药，2020，51（8）：2239－2240.

［57］高学敏．中药学［M］．北京：中国中医药出版社，2011：442.

［58］钟凌云，马冰洁，叶喜德，等．中药葛根研究现状分析及展望［J］．亚太传统医药，2014，10（17）：19－20.

［59］李乃谦．熟地黄活性成分药理作用的研究进展［J］．中国处方药，2017，15（1）：14.

［60］糟玉琴，冶岱蔚，杜樱洁，等．葛九汤治疗围绝经期综合征的临床疗效观察［J］．中医临床研究，2015，7（9）：49－51.